职业技能等级认定培训教程

母婴护理员

（初级）

中国就业培训技术指导中心
人力资源和社会保障部职业技能鉴定中心　组织编写

中国劳动社会保障出版社

图书在版编目（CIP）数据

母婴护理员：初级／中国就业培训技术指导中心，人力资源和社会保障部职业技能鉴定中心组织编写. 北京：中国劳动社会保障出版社，2025. --（职业技能等级认定培训教程）. -- ISBN 978-7-5167-6818-1

Ⅰ. R473.71；R174

中国国家版本馆 CIP 数据核字第 20256K1D93 号

中国劳动社会保障出版社出版发行

（北京市惠新东街 1 号　邮政编码：100029）

*

北京昌联印刷有限公司印刷装订　　新华书店经销

787 毫米×1092 毫米　16 开本　16 印张　248 千字
2025 年 3 月第 1 版　　2025 年 3 月第 1 次印刷
定价：39.00 元

营销中心电话：400-606-6496
出版社网址：https://www.class.com.cn

版权专有　　侵权必究

如有印装差错，请与本社联系调换：(010) 81211666
我社将与版权执法机关配合，大力打击盗印、销售和使用盗版图书活动，敬请广大读者协助举报，经查实将给予举报者奖励。
举报电话：(010) 64954652

编审委员会

主　任　吴礼舵　张　斌　韩智力
副主任　葛恒双　葛　玮
委　员　李　克　朱　兵　赵　欢　王小兵　贾成千　吕红文
　　　　　　瞿伟洁　高　文　郑丽媛　陆照亮　刘维伟

本书编写人员

主　编　王　君
副主编　王怡然　张亚丽
编　者　王　方　王迎春　王雅轩　刘冬红　陈珊玲　陈雅宜

前　言

为加快建立劳动者终身职业技能培训制度，全面推行职业技能等级制度，推进技能人才评价制度改革，进一步规范培训管理，提高培训质量，中国就业培训技术指导中心、人力资源和社会保障部职业技能鉴定中心组织有关专家在《家政服务员国家职业技能标准（2019年版）》（以下简称《标准》）制定工作基础上，编写了家政服务员职业技能等级认定培训教程（以下简称等级教程）。

家政服务员等级教程紧贴《标准》要求编写，内容上突出职业能力优先的编写原则，结构上按照职业功能模块分级别编写。该等级教程共包括《家政服务员（基础知识）》《家务服务员（初级）》《家务服务员（中级）》《家务服务员（高级）》《母婴护理员（初级）》《母婴护理员（中级）》《母婴护理员（高级）》《家庭照护员（初级）》《家庭照护员（中级）》《家庭照护员（高级）》《家政服务员（技师）》11本。《家政服务员（基础知识）》是各级别家政服务员均需掌握的基础知识，其他各级别教程内容分别包括各级别家政服务员应掌握的理论知识和操作技能。

本书是家政服务员等级教程中的一本，是职业技能等级认定推荐教程，也是职业技能等级认定题库开发的重要依据，适用于职业技能等级认定培训和中短期职业技能培训。

中国就业培训技术指导中心
人力资源和社会保障部职业技能鉴定中心

目 录 CONTENTS

职业模块 1　照护孕妇

培训课程 1　饮食照护 ·· 3
　　学习单元 1　孕妇营养需求 ·· 3
　　学习单元 2　主副食制作 ·· 11
　　学习单元 3　菜肴制作 ·· 21
　　学习单元 4　造型与浆汁食物制作 ···································· 30

培训课程 2　生活照护 ·· 35
　　学习单元 1　孕妇盥洗照护 ·· 35
　　学习单元 2　孕妇沐浴照护 ·· 41
　　学习单元 3　孕妇衣物换洗 ·· 43
　　学习单元 4　孕妇出行照护 ·· 48
　　学习单元 5　孕妇产前准备指导 ······································ 50

职业模块 2　照护产妇

培训课程 1　饮食照护 ·· 55
　　学习单元 1　产妇饮食要求 ·· 55
　　学习单元 2　哺乳期菜肴制作 ·· 59
　　学习单元 3　半流质饮食与软食制作 ·································· 66
　　学习单元 4　卧床产妇饮食照护 ······································ 69

培训课程 2　生活照护 ·· 72
　　学习单元 1　产褥期生活常识 ·· 72
　　学习单元 2　擦浴护理技术 ·· 79
　　学习单元 3　产妇沐浴护理技术 ······································ 84
　　学习单元 4　产妇头发护理技术 ······································ 85
　　学习单元 5　卫生保健用品应用 ······································ 88
　　学习单元 6　外阴清洁护理 ·· 90

培训课程 3　技术护理 ·· 93
　　学习单元 1　基础生命体征观测 ······································ 93

学习单元2　会阴切开术伤口护理 ………………………………………………… 101
　　学习单元3　恶露观察护理 …………………………………………………………… 104
　　学习单元4　促进排泄技术应用 ……………………………………………………… 106
　　学习单元5　护理工作日志书写 ……………………………………………………… 108
　　学习单元6　母乳喂养指导 …………………………………………………………… 110

职业模块3　照护新生儿

培训课程1　喂养照护 ……………………………………………………………………… 121
　　学习单元1　奶瓶选购与使用方法 …………………………………………………… 121
　　学习单元2　清洁消毒奶瓶 …………………………………………………………… 125
　　学习单元3　人工喂养新生儿 ………………………………………………………… 129
　　学习单元4　拍嗝技术应用 …………………………………………………………… 134

培训课程2　生活照护 ……………………………………………………………………… 138
　　学习单元1　观察记录新生儿二便 …………………………………………………… 138
　　学习单元2　尿布更换技术方法 ……………………………………………………… 140
　　学习单元3　新生儿衣物清洗 ………………………………………………………… 143
　　学习单元4　新生儿穿脱衣物照护 …………………………………………………… 146
　　学习单元5　包裹新生儿 ……………………………………………………………… 152
　　学习单元6　托抱新生儿 ……………………………………………………………… 155
　　学习单元7　新生儿盥洗照护 ………………………………………………………… 157
　　学习单元8　新生儿洗澡照护 ………………………………………………………… 162
　　学习单元9　新生儿睡眠照护 ………………………………………………………… 167

培训课程3　技术护理 ……………………………………………………………………… 170
　　学习单元1　新生儿抚触 ……………………………………………………………… 170
　　学习单元2　新生儿黄疸照护 ………………………………………………………… 175
　　学习单元3　新生儿脐部护理 ………………………………………………………… 178
　　学习单元4　护理工作日志书写 ……………………………………………………… 180

职业模块4　照护婴幼儿

培训课程1　喂养照护 ……………………………………………………………………… 185
　　学习单元1　婴幼儿喂养常识 ………………………………………………………… 185

学习单元2　配方奶粉冲调 …………………………………… 190
学习单元3　转奶技术应用 …………………………………… 193
学习单元4　辅食添加技术方法 ……………………………… 195
学习单元5　婴幼儿辅食制作 ………………………………… 199
学习单元6　婴幼儿辅食喂养照护 …………………………… 205
学习单元7　婴幼儿呛奶、呛水应急处置 …………………… 207

培训课程2　生活照护 ……………………………………………… 211
学习单元1　婴幼儿安全照护 ………………………………… 211
学习单元2　婴幼儿穿脱衣物照护 …………………………… 214
学习单元3　婴幼儿盥洗照护 ………………………………… 218
学习单元4　婴幼儿洗澡照护 ………………………………… 221
学习单元5　婴幼儿二便照护 ………………………………… 223
学习单元6　婴幼儿睡眠照护 ………………………………… 226
学习单元7　抱、领婴幼儿 …………………………………… 230
学习单元8　婴幼儿衣物清洗 ………………………………… 234
学习单元9　餐饮器具清洗消毒 ……………………………… 235
学习单元10　玩具用品清洗消毒 ……………………………… 239
学习单元11　婴幼儿远行物品准备 …………………………… 241
学习单元12　陪伴婴幼儿户外活动 …………………………… 243

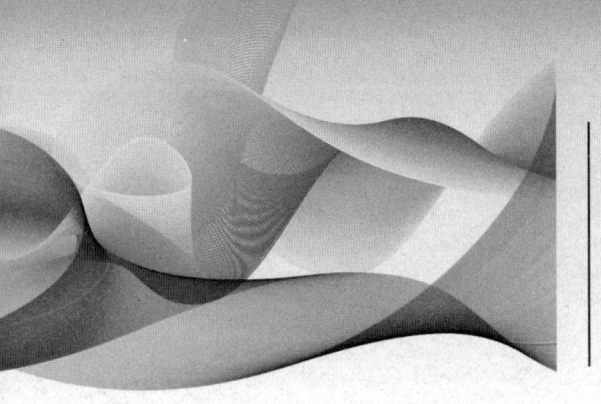

职业模块 ① 照护孕妇

培训课程 1

饮食照护

学习单元 1 孕妇营养需求

孕妇和胎儿所需营养均来自孕妇摄入的营养，而孕妇营养更多来源于日常饮食。因此，孕妇日常饮食营养必须全面且均衡。孕妇每天需从谷物、蛋类、肉类、蔬菜、水果等食物中均衡摄入水、蛋白质、脂肪、碳水化合物、维生素、矿物质、膳食纤维七大营养素，保证日常饮食丰富、多样。

一、饮食基本要求

孕妇常见饮食的营养素及作用如下。

1. 蔬菜

蔬菜大致可分为三大类：叶菜类，如白菜、油菜、苋菜、菜心等；瓜茄类，如青椒、黄瓜、西红柿、茄子等；根茎类，如土豆、胡萝卜、藕等。蔬菜含有多种维生素、矿物质和膳食纤维，黄色、红色、绿色等深色蔬菜中维生素C、胡萝卜素、叶酸含量较高，绿叶蔬菜的矿物质含量很丰富。某些蔬菜（如苋菜、菠菜、空心菜等）中的草酸会影响人体对营养的吸收，故烹调这些蔬菜时，应先焯水去除草酸。

孕妇每日需要摄入约500克蔬菜，其中2/3为叶菜，1/3为瓜茄和根茎类。食用叶菜时应避免长时间熬煮，以减少营养损失；根茎类蔬菜可采用蒸、煮、炖等方法烹调。

2. 水果

水果种类丰富，含有多种人体不可缺少的维生素等营养成分。以苹果为例，每100克的热量为60千卡，含碳水化合物15克，脂肪0.6克，蛋白质0.2克，钙11毫克。

水果多以生食为主，如需熟制食用，可制成多种口味和多种质感的菜肴。但要注意，熟制的水果维生素C会被破坏，损失部分有效营养。

3. 豆类

日常生活中常见的豆类有黄豆、黑豆、红豆、绿豆、豌豆、蚕豆等，常见豆制品有豆浆、豆腐、豆腐干、豆皮、腐竹等。豆类食材中蛋白质含量约为45%，脂肪含量约为20%，碳水化合物含量约为30%，还含有丰富的矿物质和维生素。

日常烹调豆类食材的方法有炒、烧、烹、炸、扒等，口味以咸鲜、咸辣、咸甜、麻辣为主。

4. 畜肉类

猪、牛、羊等畜肉营养丰富且易于人体吸收，其中蛋白质含量约为30%，脂肪含量约为40%，碳水化合物含量约为5%，矿物质含量约为2%，钙、磷、铁含量较高。肝脏富含B族维生素、维生素A和维生素D。

日常烹调畜肉类食材的方法有炒、爆、烧、炸、熘、煎、煮、蒸等，口味以咸鲜、甜咸、酸甜、麻辣为主。

5. 禽类

禽类主要以鸡肉、鸭肉、鹅肉、鸡蛋、鸭蛋、鹅蛋等为主，富含人体所需的氨基酸、脂肪、矿物质及多种维生素。禽肉中蛋白质含量约为25%，鸡肉脂肪含量约为9.4%，鸭肉脂肪含量约为19.7%，鹅肉脂肪含量约为20%。禽蛋富含的蛋白质和氨基酸易于被人体吸收利用，蛋黄富含钙、磷、铁等，维生素A、维生素D、B族维生素含量亦非常丰富。

禽类食材质感与畜肉相比更加鲜嫩，常用烹调方法有炒、烧、焖、炖、蒸等，口味以清淡咸香为主。烹调过程中，应尽可能使其固有的香味散发出来。

6. 水产品类

人类常食水产品有鱼、虾、海参、鱿鱼、螃蟹等。水产品类食材是人体所需蛋白质的重要来源，含钙量也较高。

烹调水产品常采用红烧、干烧、清蒸、炸、焖等方法，口味一般以咸鲜、干香、清淡为主。烹调水产品前应根据食材特性先行加工处理，使其营养成分尽可能多被人体吸收。

二、孕妇必补营养

孕妇所需营养光靠日常饮食是不够的，钙、铁、维生素 A、B 族维生素、叶酸等缺乏较为普遍，需要根据怀孕的不同阶段，在医生指导下适当补充相应的营养制剂。

怀孕早期，孕妇需要补充叶酸，维生素 D、维生素 B_6、维生素 B_2、维生素 B_1、维生素 C 等也应在医生指导下适度补充。此外，孕妇还应在医生指导下适度补碘，避免因缺碘造成死胎、流产、早产、先天性畸形、智力低下等。

怀孕中期，胎儿发育比较迅速，除了要增加热量补充外，钙、铁等也应增加，还可以在医生指导下适度补充亚麻酸，有助于胎儿的脑部、视网膜发育。

怀孕晚期，胎儿发育进一步加快，除了要持续补充维生素、钙、铁等，还要进一步增加热量摄入，多摄入蛋白质和碳水化合物。此时，孕妇每日增加摄入热量 200 千卡左右即可，因存在个体差异，最好在医生或营养师指导下制订科学的膳食计划。

1. 叶酸

叶酸是水溶性 B 族维生素的一种，孕妇在孕前和孕期预防性给药，可以预防胎儿神经管缺陷的发生。孕妇孕前至少需连续服用叶酸 3 个月，孕后需持续服用叶酸 3 个月。常见叶酸含量丰富的食物如下：

（1）蔬菜类。莴苣、菠菜、油菜、龙须菜、胡萝卜、西红柿、小白菜等。

（2）水果类。橘子、香蕉、草莓、石榴、葡萄、桃、杏、梨、柠檬、山楂、猕猴桃等。

（3）坚果类。核桃、松子、杏仁、腰果、开心果、榛子、松子、巴旦木等。

（4）豆类。绿豆、黑豆、豌豆、扁豆、蚕豆等，以及豆浆、豆腐等豆制品。

（5）谷物类。大麦、燕麦、玉米、小米等。

2. 复合维生素

怀孕最初 3 个月，多数孕妇都会出现不同程度的妊娠反应，轻者食欲减退，严重的会呕吐，食量都会有所减少，各种维生素的摄入也会减少。为保证在怀孕初期营养充足，孕妇应在医生指导下补充一些复合维生素。

(1) B族维生素。B族维生素具有消除疲劳的功效，且维生素 B_6 还有止呕作用，适合孕吐阶段补充。

富含B族维生素的食物有蛋类、全谷类、豆类、海产类、猪瘦肉、乳制品类、绿色蔬菜、坚果等。其中，绿色蔬菜、坚果中含有丰富的维生素 B_6；糙米、玉米、小米等含维生素 B_1 较多。

(2) 维生素C。维生素C是水溶性维生素，有促进牙齿、骨骼生长，促进红细胞成熟，利于伤口愈合，预防坏血病，改善铁、钙和叶酸的利用，增强机体对外界环境的抗应激能力和免疫力等功效。

富含维生素C的食物有新鲜的韭菜、菠菜、柿子椒、芹菜、苋菜、花菜等蔬菜，新鲜的柑橘、苹果、橙子、柚子、葡萄等水果。

(3) 维生素E。维生素E有利于促进胎儿大脑发育、预防习惯性流产等作用。孕妇孕期缺乏维生素E会导致胎儿发育不良、胎动不安，孕妇也会出现毛发脱落、皮肤多皱等问题。孕妇可在医生指导下适当补充维生素E。

富含维生素E的食物有葵花籽油、豆油、菜籽油、芝麻、核桃、榛子、松子、花生、青豌豆、木耳、鸡蛋、肉类等。

(4) 维生素K。维生素K又称凝血维生素，能促进血液凝结、肠道蠕动等。

富含维生素K的食物有西蓝花、菠菜、甘蓝菜、莴苣、豌豆、香菜、海藻等植物性食物，蛋黄、猪肝、鱼肝油、乳制品等动物性食物。

3. 钙

怀孕中期开始，胎儿骨骼发育、骨钙沉积，需要大量的钙。食物中摄入的钙已无法满足孕中期孕妇与胎儿发育的需要，严重缺钙会导致孕妇骨质疏松，也会引起新生儿佝偻病。孕妇在怀孕中期要在医生指导下补充钙，由于维生素D可以促进钙的吸收，因此应适当补充维生素D。

红豆、绿豆、黑豆、黄豆及其豆制品中都含有丰富的钙，乳制品中钙的含量也非常丰富。此外，苋菜、菠菜、芹菜、空心菜、荠菜等蔬菜中钙含量也较高。

4. 铁

胎儿发育需要大量的铁。铁摄入不足，会造成孕妇贫血，严重的还会引起胎儿贫血。孕妇一旦发现贫血迹象就需要在医生指导下补充铁。

动物肝脏、动物全血、动物瘦肉等均含有丰富的铁；木耳、菠菜、芹菜等蔬菜当中也含有一定量的铁。

三、孕期饮食注意事项

1. 孕期不可多吃的食物

（1）西瓜。西瓜属于寒性水果，孕期吃太多西瓜容易加重体内寒气，不利于胎儿的生长，且会引起孕妇肠胃不适；西瓜含糖量较高，血糖高的孕妇不宜吃西瓜。体质好、肠胃功能好的孕妇，在炎热的夏天可以吃一些常温环境下的西瓜，但禁食冰西瓜。

（2）柑橘。过量食用柑橘，容易引起燥热，引发口腔炎、牙周炎、咽喉炎等。孕妇每天吃柑橘不应超过3只，应控制在250克以内。

（3）柿子。柿子性寒，有清热润肺、生津止渴等功效，孕期可适量食用。柿子要在饭后吃且只吃一个为宜，多吃易引起大便干燥。此外，柿子含糖量高，有妊娠糖尿病的孕妇不宜食用。

（4）桃子。桃子属于温性水果，吃多了会引发燥热、便秘，造成胎动不安，甚至引发流产。桃仁有破血行淤、滑肠通便的功效，怀孕早期禁止食用。

（5）芒果。芒果维生素含量丰富，但易致敏，即使孕前食用芒果不过敏，孕后也不要多食。若孕妇在孕前从没吃过芒果，孕后应避免食用。

（6）菠萝。菠萝性微寒，味甘酸，具有助消化、增食欲、健脾胃、消暑渴、益气血等功效。但菠萝易引发过敏，不可食用太多。

（7）榴莲。榴莲性温，热量很高，多食容易引发燥热，还会引起血糖升高，不宜多食。

（8）椒盐类小食品。此类食物中油脂、盐的含量较高，孕妇要少吃，长期多食，可导致肢体浮肿、高血压等。

（9）鱼肝油。长期大量食用鱼肝油，会引起食欲减退、皮肤发痒、毛发脱落、肌肉软弱无力、呕吐和心律失常等。因此，孕妇不要自行服用大量的鱼肝油，如有需要，应在医生指导下服用。

（10）猪肝。吃猪肝可以补血，但要注意不宜多食。生猪养殖过程中要食入大量饲料，而饲料中往往会添加催肥剂，催肥剂在猪肝脏中蓄积，食入过多猪肝，可能导致胎儿畸形。

2. 孕期慎用食物

（1）山楂。山楂酸甜可口，有助消食，但山楂及其制品有促进子宫收缩的作用，对于有习惯性流产、自然流产或先兆流产征兆的孕妇应谨慎食用。

（2）猕猴桃。猕猴桃营养丰富，但性寒，脾胃虚寒者应谨慎食用，经常性腹泻、尿频者禁食。在饭后 1~3 小时食用猕猴桃比较好，且不宜空腹吃，有先兆流产征兆的孕妇禁食猕猴桃。

（3）桂圆、荔枝。孕妇体质一般偏热，阴血往往不足。荔枝、桂圆是热性水果，食后易引发先兆流产症状（腹痛、阴道出血等），过量食用容易产生便秘、口舌生疮等症状，有先兆流产征兆的孕妇应谨慎食用。

（4）木耳。木耳有补血、活血功效，能有效预防缺铁性贫血，但其活血功效不利于胚胎的稳固和生长，孕早期应禁食。

（5）甲鱼。中医认为，甲鱼性寒，有堕胎之弊。孕妇大量食用甲鱼可能出现腹痛、腹胀等症状，还可能造成宫寒，严重时可能影响胎儿的正常发育。

（6）螃蟹。螃蟹性寒凉，孕妇应谨慎食用。

（7）熏制食品。烟熏猪肉、牛肉、鸡肉、鸭肉、鹅肉、鱼肉等熏制食品，少量食用通常不会对机体产生较大的危害，但长期大量食用会导致肥胖、消化不良，诱发慢性疾病。

（8）甜食。巧克力、果冻、蛋糕等热量高，成分复杂，含有大量的甜味剂、人工合成香料等，不但会导致孕妇发胖，还会影响胎儿的发育。患有妊娠糖尿病的孕妇更要忌口。

（9）油炸食品。油炸食品脂肪含量较高，会加重胃肠消化负担，脂肪在体内堆积还会导致肥胖，增加患心血管疾病和癌症的风险。此外，油炸、膨化食品中的膨松剂含有大量铝，摄入过量会影响胎儿智力发育。

（10）辣椒。适量吃辣椒对人体有益，但过量会刺激肠胃，引起便秘，促进血液循环。有前置胎盘情况的孕妇则应禁止食用。

（11）热性调味品。花椒、八角、桂皮、五香粉等属于热性调味品，易消耗肠道水分，使肠道分泌液减少而造成肠道干燥和便秘，孕妇应尽量少吃或不吃。

（12）黄芪。黄芪具有益气健脾之功，与母鸡炖熟食用，有滋补益气的作用。但临产孕妇应慎用，避免胎儿正常下降的生理规律被干扰，从而造成难产。

（13）鹿茸、蜂王浆等补品。鹿茸、蜂王浆等会导致阴虚阳亢，气机失调，加剧孕吐、水肿、高血压、便秘等症状，甚至引发流产或死胎等。

（14）松花蛋。松花蛋含有一定量的铅，大量食用会引起铅中毒。

3. 孕期常见忌食食物

（1）木瓜。木瓜含有木瓜蛋白酶，可与孕酮相互作用，从而阻碍怀孕或造成流产。另外，木瓜性寒凉，会导致寒气在体内淤积，从而引发子宫收缩，导致流产。

（2）杏及杏仁。杏性热，具有滑胎特性；有的杏仁含有剧毒物质，故孕妇应禁食。

（3）咖啡。怀孕初期喝太多咖啡会增加流产的风险。因此，平时爱喝咖啡的孕妇在怀孕期间应适当忌口。

（4）可乐类饮料。可乐类饮料里多含有咖啡因，咖啡因进入孕妇体内会影响胎儿健康，导致腭裂、趾畸、脊柱裂、发育迟缓等。

（5）冷饮凉食。冷饮凉食会引起孕妇的胃肠剧烈收缩、血管痉挛，而血管痉挛太过剧烈会危害胎儿的健康，有可能导致胎儿心率失常。

（6）浓茶。茶中含有咖啡因和鞣酸，与铁反应生成的产物不易被吸收。孕妇常喝浓茶，胎儿出生后患缺铁性贫血的可能性极高。

（7）木薯（见图1-1）。木薯的根、茎、叶都含有毒物质，如果食用生的或未煮熟的木薯，可引起中毒，其毒素可导致神经麻痹，甚至会造成永久性瘫痪。

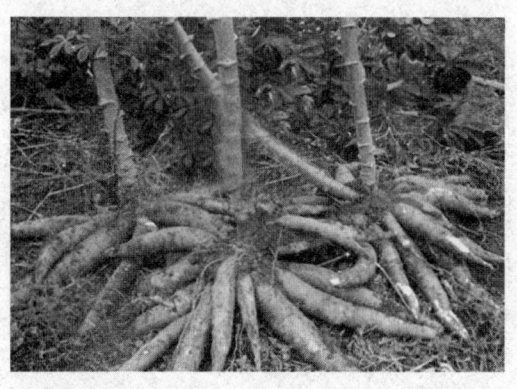

图1-1 木薯

（8）未熟透的豆类。四季豆、扁豆、红腰豆、白腰豆等豆类，在生食或者烹制未熟透的情况下大量食用会引起中毒。

（9）发芽马铃薯。马铃薯发芽部位含有剧毒的龙葵素，一旦误食，轻者意识障碍、呼吸困难，重者可因心脏衰竭、呼吸中枢麻痹致死。

（10）鲜黄花菜。黄花菜中含有秋水仙碱，可引起嗓子发干、胃部烧灼感、血尿等中毒症状。食用时应选用开水焯烫后再彻底烹制熟透后食用。

（11）青西红柿。西红柿未熟透时呈青色，这时的西红柿含有剧毒的龙葵素，大量食用还未成熟的青西红柿，可出现恶心、呕吐等中毒症状。

（12）马齿苋（见图1-2）。马齿苋性寒凉而滑利，对于子宫有明显的刺激作用，造成其收缩强度增大，易造成流产，孕妇应禁食。

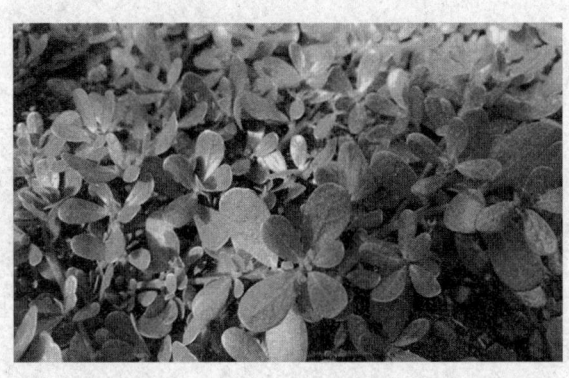

图1-2 马齿苋

（13）苋菜。苋菜有通窍滑胎的功效，在怀孕早期应忌食，特别是有流产倾向或是有习惯性流产史的孕妇。对苋菜过敏的孕妇也应禁食。

（14）臭豆腐。臭豆腐在发酵过程中极易被微生物污染，对孕妇身体健康不利，应禁食。

（15）腌菜。孕妇长期吃腌菜可引起钠、水在体内潴留，从而增加患心脏病的风险。另外，腌菜含有亚硝酸盐，久吃易诱发癌症，故孕妇应禁食。

（16）兔肉。兔肉性甘冷，凉血，多食损元阳，孕妇应忌食。

（17）生肉和半生肉。任何肉制品都应彻底制熟后才能食用。

（18）薏苡仁。薏苡仁性滑利，对子宫有刺激作用，促进子宫收缩，有诱发流产的可能。

（19）人参。孕妇多数阴血偏虚，食用人参会引起气盛阴耗，加重早孕反应、水肿和高血压等。

（20）芦荟。芦荟本身就有一定的毒性，若孕妇食用，可能引发盆腔出血，甚至导致流产。

（21）酒。酒精是导致胎儿畸形和智力低下的重要因素。孕妇在怀孕期间应禁止喝酒，含有酒精成分的饮料和食物也不要食用。

学习单元 2　主副食制作

一、制作稻谷类主副食

稻谷类指水稻、小麦、燕麦、大麦、小米、玉米等粮食作物。

1. 水稻

水稻是一种常见的粮食作物。水稻成熟采收后，经过脱壳处理，即为大米。大米中的蛋白质、脂肪、维生素含量较多，有补益中气、养脾健胃、滋阴润肺的作用。

2. 小麦

小麦在世界各地都有广泛种植，将麦粒磨成面粉后，可以制成面包、馒头、面条、花卷等食物。小麦麸皮富含膳食纤维，能促进胃肠蠕动；小麦胚芽油富含维生素 E，具有美容护肤、抗衰老的功效；小麦中所含的矿物质能促进人体的代谢功能，并能促进蛋白质等多种营养物质的消化吸收。

3. 大麦

大麦营养全面，富含多种活性成分，高蛋白、高纤维素、低糖、低脂，具有降低血液中糖脂及改善肠道健康等多种功效。大麦的成熟果实经发芽干燥所形成的炮制加工品是一味中药，称为麦芽。麦芽具有行气消食、健脾开胃、回乳消胀的作用。此外，大麦还是生产啤酒和威士忌的最佳原料。

4. 燕麦

燕麦富含蛋白质、氨基酸、维生素 B_1、维生素 B_2、维生素 E、叶酸及丰富的矿物质。燕麦中膳食纤维含量较高，有预防便秘、促进胆固醇代谢的功效。由于热量低，进食燕麦后可增强饱腹感，辅助减肥。

5. 小米

小米又称粟米，有主养肾气，除脾、胃中热的功效。小米的营养价值很高，含有丰富的蛋白质、脂肪和维生素，还含有钙、铁等元素。

6. 玉米

玉米的营养成分比较全面，富含镁、硒、谷氨酸、膳食纤维、钙、磷等。玉米中含有谷胱甘肽和玉米黄质，谷胱甘肽具有抗氧化作用和整合解毒作用，还有延缓衰老的功能；玉米黄质可以抗氧化，增强机体免疫力。

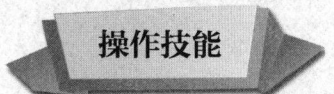

【操作任务1】

制作燕麦杂粮粥

燕麦杂粮粥以大米为主要食材，配以燕麦、小米、玉米熬制成粥，如图1-3所示。燕麦杂粮粥营养丰富，含有丰富的膳食纤维、多种矿物质，能够健脾胃、促进消化、预防便秘。

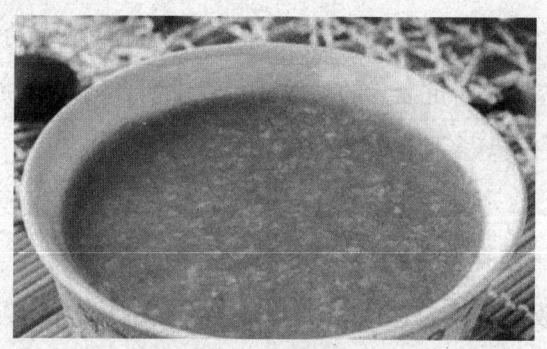

图1-3 燕麦杂粮粥

燕麦杂粮粥孕妇可以少量食用，但不可以作为主食长期吃。由于杂粮的升糖指数较低，控糖期孕妇食用杂粮替代精细的主食对身体有益，有助于控制血糖。但是，若熬煮时间过长，升糖指数可能略有提高。

一、操作准备

1. 主料：大米30克、燕麦20克、小米20克、玉米碎20克。
2. 用具：砂锅1口、勺子1把。

二、操作步骤

步骤1：将小米用清水浸泡10分钟，玉米碎浸泡1小时。

步骤2：将大米、燕麦、小米、玉米碎用清水淘洗干净（一般淘洗3遍）。

步骤3：将小米、玉米碎放入砂锅，加清水1 500毫升，盖锅盖煮至沸腾。

步骤4：沸腾后，打开锅盖，大火持续煮10分钟。

步骤5：将大米、燕麦放入锅里，盖上锅盖，水烧开后打开锅盖，用勺子搅拌，撇去浮沫。

步骤6：改小火慢煮，每隔2~3分钟搅拌一次，直到食材熟烂，成黏稠状即可。

三、注意事项

1. 若采用粗制玉米碎，因其颗粒较大，要先煮制10分钟，再加入其他食材。

2. 煮粥过程中要不断搅拌食材，以确保食材不会粘连锅底。

【操作任务2】

制作红枣糯米红薯粥

红枣糯米红薯粥如图1-4所示。糯米、红薯具有养胃健脾的功效，营养丰富且口感好，利于消化吸收。红枣具有补中益气的功效，铁元素含量丰富，所含的黄酮类成分有一定镇静安神的作用。

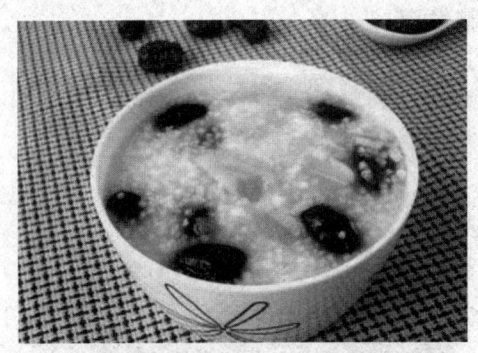

图1-4 红枣糯米红薯粥

一、操作准备

1. 主料：红薯150克、干制红枣9颗、糯米50克、小米20克。

2. 用具：砂锅1口、勺子1把、筷子1双。

二、操作步骤

步骤1：红薯洗净去皮，切成2厘米左右的块；红枣去掉枣核。

步骤2：红枣、小米、糯米淘洗干净（淘洗2~3遍）。

步骤3：砂锅清洗干净，放入红枣、1 500毫升清水烧开。

步骤4：红枣、小米、糯米、红薯一起放进锅里，大火烧开后转小火慢煮。

步骤5：慢煮过程中，将红枣用筷子夹开，边煮边搅拌食材，至食材熟烂，成黏稠状即可。

三、注意事项

1. 红薯切块不要太大，2～3厘米即可。
2. 干制红枣要洗净、去掉枣核，煮软后夹开。
3. 煮制过程中要不断搅拌食材，以确保食材不会粘连锅底。

【操作任务3】

制作小米海参粥

小米海参粥主料为小米和海参，如图1-5所示。小米海参粥有缓解疲劳、滋阴解渴、养颜润肤、补肾益精、补虚养身等功效。小米含有一般谷物没有的胡萝卜素，还含有丰富的维生素B_1、铁、磷等，有助于补血、健脑。海参富含蛋白质、维生素A、维生素B及磷、铁、碘、锌等矿物质，还含有EPA和DHA（不饱和脂肪酸），有助于胎儿大脑发育。

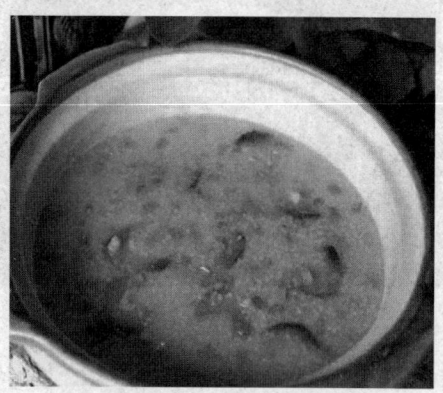

图1-5 小米海参粥

一、操作准备

1. 主料：小米50克、干海参20～30克。
2. 辅料：生姜10克、枸杞5克、料酒15毫升、精盐2克、小葱1根。
3. 用具：案板、刀具、碗筷、砂锅、炒锅等。

二、操作步骤

步骤1：提前2天泡发海参。

步骤2：小米洗净后用清水泡半小时左右。

步骤3：砂锅洗净，倒入1 000毫升清水烧开，放入小米，大火煮开。

步骤4：锅开后，打开锅盖，撇净浮沫后盖上盖子，转小火煮20分钟左右。

步骤5：煮制小米的同时，将泡发的海参清洗干净，切成1厘米左右的小块。

步骤6：生姜洗净去皮，切成薄片或丝。

步骤7：小葱洗净切末。

步骤8：取炒锅放清水1 000毫升，再放入生姜片，大火煮开后放入海参、料酒，焯水3~5分钟后捞起。

步骤9：小米煮至黏稠后打开锅盖，转为大火，放入海参、枸杞煮5分钟左右。

步骤10：加入精盐、葱末调味后，熄火出锅即可。

三、注意事项

1. 要根据食材量一次加足水，不能中途反复加水。

2. 要在水沸时加入小米，转小火熬煮时不要中途打开锅盖，最后几分钟再进行调味。

3. 海参不宜与甘草、醋同食，小米忌与杏仁同食。

小贴士

> 海参小米粥营养丰富，但有些人不宜食用。
>
> 一是正处于生长发育期的儿童，海参中富含的蛋白质及微量元素可能会引起消化不良。二是肾脏功能不好的人，海参蛋白质含量很高，会增加肾脏负担，加重病情。三是感冒、咳嗽、气喘、气滞、急性肠炎、脾胃虚弱、海鲜过敏等病人。

【操作任务4】

蒸制米糕

米糕主要以大米为原料制作，有补虚、补血、健脾暖胃、止汗等作用，如图1-6

所示。米糕适用于反胃、食欲减退、泄泻引起的汗虚、气短无力、孕期小腹坠胀等。

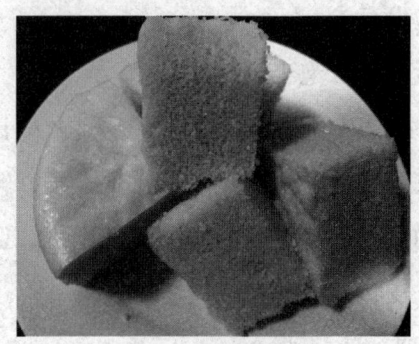

图1-6 米糕

一、操作准备

1. 主料：大米250克、面粉100克。

2. 辅料：白糖20克、酵母4克。

3. 用具：蒸锅、面盆、料理机、碗、模具、筷子。

二、操作步骤

步骤1：大米淘洗干净，用清水浸泡12小时左右。

步骤2：大米沥干水分后放入料理机，加入冷水打成米浆。

步骤3：将米浆倒入碗中，加入20克白糖、100克面粉、4克酵母，搅拌均匀，倒入面盆后放在温暖处发酵1小时。

步骤4：用筷子搅拌消除气泡，倒入刷油的模具，二次发酵20分钟。

步骤5：模具放入蒸锅，大火蒸40分钟，放凉、脱模、切块后摆盘即可。

三、注意事项

1. 食用时可根据口味适当添加白糖。

2. 米糕比较黏，切时可在刀上刷点食用油。

3. 米糕放凉后食用味道更佳。

二、制作面制主副食

面制主副食一般由面粉制作而成，适量食用能够增加饱腹感，为机体补充营养物质与能量。面制主副食的营养成分相对单一，长期食用可能会导致机体摄入的营养物质不均衡，引起营养不良。

孕妇摄入碳水化合物过多，可能会诱发妊娠糖尿病。建议孕妇在怀孕 24 周左右做葡萄糖耐量试验，如果可以排除妊娠糖尿病，可以正常吃面制主副食；如果确诊是妊娠糖尿病，建议每天吃面制主副食不要超过 100 克。

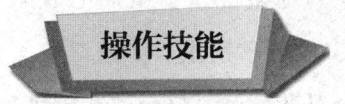

【操作任务 1】

制作油菜虾仁汤面

油菜虾仁汤面有补虚养身、壮腰健肾的功效，如图 1-7 所示。虾仁营养丰富，含有丰富的镁元素，能很好保护心血管系统，还有补肾壮阳、通乳抗毒、养血固精、开胃化痰等功效。油菜中含有丰富的钙、铁、维生素 C、胡萝卜素，有促血液循环、散血消肿、活血化瘀等功效。

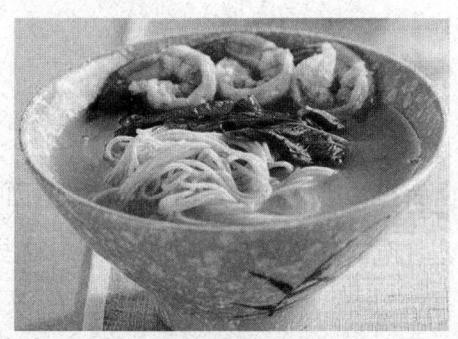

图 1-7　油菜虾仁汤面

一、操作准备

1. 主料：标准粉面条 200 克、活虾 200 克、油菜心 150 克。

2. 辅料：大葱 10 克、姜 5 克、精盐 5 克、味精 2 克、料酒 10 毫升、鸡蛋 1 个、淀粉 5 克、花生油 40 毫升、鸡汤 1 000 毫升。

3. 用具：砂锅、炒锅、炒勺、碗筷、刀具、案板等。

二、操作步骤

步骤 1：将活虾去壳、虾线，留用虾仁。

步骤 2：虾仁清洗干净，沥干水放在碗内，加入精盐、淀粉和 1 个鸡蛋清拌匀备用。

步骤3：将大葱、姜洗净，切成末备用；油菜心洗净，沥干水分备用。

步骤4：鸡汤倒入清洗干净的砂锅中煮沸，加入少许精盐、味精备用。

步骤5：将炒锅洗净置于火上烧干水分，倒入20毫升花生油，烧至油七成热时，放入虾仁炒散；加入葱末、姜末、料酒和味精炒熟，放到砂锅里。

步骤6：洗干净炒锅，置于火上烧干水分，倒入20毫升花生油，烧至油八成热。

步骤7：将油菜心放入油锅旺火炒至色变深，放入精盐、味精炒匀出锅。

步骤8：炒锅清洗干净，放入清水烧开，放入面条煮至面条浮起。

步骤9：将面条捞入砂锅，放上虾仁和油菜心，烧开鸡汤即可食用。

三、注意事项

1. 活虾要去壳，剔除黑色虾线。

2. 使用花生油炒制菜肴，投料前油温应控制在七八成热。

3. 备好的食材原料，下锅前应沥干水分，避免油水结合产生油花溅射伤人。

4. 孕妇膳食要尽量少盐、少油。

【操作任务2】

制作猪肉大葱包子

猪肉大葱包子主要由面粉、猪肉和大葱白制作而成，如图1-8所示。猪肉中的蛋白质是完全蛋白质，含有人体所需的各类氨基酸，这些营养物质可以满足人体固定的营养需求。

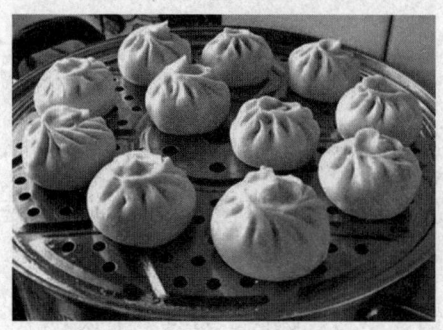

图1-8　猪肉大葱包子

一、操作准备

1. 主料：肥瘦3:7的猪肉馅400克、面粉500克、大葱3根。

2. 辅料：酵母 5 克、白糖 10 克、姜末 5 克、30 ℃温水 500 毫升、花生油 30 毫升、精盐 5 克、料酒 20 毫升、老抽 10 毫升、生抽 20 毫升、鸡精 3 克、蚝油 10 克、香油 10 毫升。

3. 用具：蒸锅、面盆、案板、擀面杖、碗筷、保鲜膜等。

二、操作步骤

步骤 1：取面粉 500 克，加入 10 克白糖、5 克酵母，加入温水揉成光滑的面团，盖上保鲜膜放至温暖处发酵。

步骤 2：在新鲜猪肉馅中加入料酒、老抽、生抽、蚝油、姜末、精盐搅拌均匀。

步骤 3：搅拌肉馅时，可分次适量加入高汤或水，遵循同一方向原则搅拌至均匀、上劲。

步骤 4：大葱清洗干净，取葱白，切成细末，放入搅拌好的猪肉馅中，加入花生油、香油，搅拌均匀。

步骤 5：案板撒少许面粉，将面团置于案板上揉制均匀，排出面团里面的空气。

步骤 6：揉制好的面团搓成粗约 5 厘米的长条，分割成每个约 30 克的剂子。

步骤 7：将剂子揉制成光滑的小面团，用掌心压扁，再用擀面杖擀制或用手掌按压成厚约 0.3 厘米的包子皮。

步骤 8：遵循同一方向原则将馅料再度搅拌上劲。

步骤 9：左掌心托起包子皮，取 50 克左右馅料放在包子皮中间，用右手的拇指和食指沿着包子皮边缘捏出褶状。

步骤 10：转动一周，捏褶完毕，再把褶中间捏合在一起，呈鱼嘴形。

步骤 11：蒸锅放入蒸屉，蒸屉上刷上少许花生油，均匀码放包子，包子生坯之间要留有 1 厘米左右的间隔。

步骤 12：蒸锅上火，大火烧开后改中火蒸 12～15 分钟关火。

步骤 13：关火后，在不揭蒸锅盖的情况下，静置 3 分钟左右，然后开盖取食。

三、注意事项

1. 发酵好的面团要醒发至 2～3 倍大，用手指戳一下面团，抬起手指后，面团不回缩即发酵好。

2. 搅拌猪肉馅时同向搅拌，多搅拌一会儿猪肉馅更嫩。

3. 面团分成剂子后，每个剂子也要揉匀、揉光，且面坯要盖上保鲜膜防止表皮变干。

4. 建议用手揪剂子而不是用菜刀切。

5. 包好的包子生坯摆放到笼屉上时，要留有约 1 厘米的间隙，防止蒸制过程中膨胀而相互粘连。

6. 包子蒸好关火后，不要马上揭开锅盖，否则暄软的包子皮就会塌陷下去，变得僵硬。

【操作任务3】

制作骨汤番茄面片汤

骨汤番茄面片汤主要由面片、西红柿、鸡蛋、猪棒骨烹制而成，如图 1-9 所示。骨汤营养丰富，蛋白质、脂肪、胶原蛋白、矿物质含量很高。番茄中富含胡萝卜素、维生素 A、维生素 C 等。番茄皮含有番茄红素，是抗氧化能力很强的天然物质，能够预防心血管疾病，提高机体的免疫力。番茄与猪棒骨一起炖煮，制成的面片汤营养丰富，滋味浓郁。

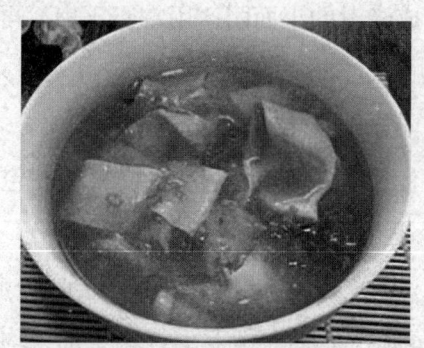

图 1-9　骨汤番茄面片汤

一、操作准备

1. 主料：面粉 200 克、西红柿 1 个、鸡蛋 1 个、猪棒骨 1 根。

2. 辅料：植物油 20 毫升、葱段 15 克、姜片 10 克、料酒 10 毫升、葱花 10 克、精盐 3 克、香油 5~10 毫升。

3. 用具：案板、砂锅、炒锅、高压锅、碗筷、炒勺、刀具等。

二、操作步骤

步骤 1：将面粉和成面团，醒发 20 分钟。

步骤 2：将猪棒骨洗净，用砍刀斩为 3 节。

步骤3：高压锅洗净，放水3 000毫升，放入葱段、姜片、猪棒骨，加入适当料酒。

步骤4：高压锅置于火上，大火烧开，后转小火炖煮30分钟左右。

步骤5：西红柿清洗干净，切半圆片或小块。

步骤6：鸡蛋打散入碗中，搅拌成均匀的鸡蛋液。

步骤7：醒发好的面团揉匀、揉光，擀成约2毫米厚的面皮，折叠后切成2~3厘米的菱形面片。

步骤8：炒锅烧热倒入植物油，爆香葱花，倒入西红柿炒软出汁。

步骤9：砂锅中加入2 000毫升骨汤大火煮开，加入面片煮3分钟。

步骤10：砂锅中淋入鸡蛋液、香油和精盐，搅拌均匀，煮开后关火即可。

三、注意事项

1. 猪棒骨内含有丰富的骨髓，下锅前要尽量将棒骨剁开或敲碎，让骨髓充分释放出来。

2. 番茄皮中含有番茄红素，加工番茄时最好不去皮。

相关链接

蒸制馒头、葱花卷的方法及技巧

学习单元3　菜肴制作

一、蒸制菜肴

蒸制菜肴是利用水沸后产生的水蒸气为传热介质，使食物成熟的烹调方法，可分为猛火蒸、中火蒸和慢火蒸三种。蒸制原料在加热过程中处于封闭状态，直接与水蒸气接触，一般加热时间较短，水分损失较少。蒸制菜肴具有含水量高、滋润、软糯、原汁原味、味鲜汤清等特点。

1. 基本方法

（1）足气蒸。将加工好的生料或经过前期热处理的半成品放置于盘中，加调味品放入蒸锅或蒸箱中，蒸制到需要的成熟度。蒸制过程中要盖严锅（箱）盖，不可漏气。足气蒸通常用于新鲜的动植物原料。

（2）放气蒸。放气蒸通常用于比较鲜嫩的蓉泥、蛋类原料，蒸制过程中不要求盖严锅（箱）盖。放气蒸要根据原料的性质和菜品的不同要求在不同时段放气，通常有三种方法：开始放气、中途放气、即将成熟时放气。例如，蒸鸡蛋羹时，先用中火慢蒸，待锅中的水沸腾产生大量蒸气时就要放气。

2. 常见技术

常见蒸制技术既能制作主食，也能制作小吃、糕点；既可用于半成品加工的前期热处理，也可用于成品烹调，使之成熟或软烂入味。常见蒸制技术如下：

（1）粉蒸。将初加工的食材调味后表面裹一层粉，通过旺火足气蒸制，使调味料充分浸透食材，并使其软烂。通常情况下蒸制菜肴汤汁会较多，食材味道变淡，而裹入粉后，粉会吸收汤汁，食材自身鲜味和调味料一体化形成更醇厚的风味。常见的粉蒸菜肴有粉蒸排骨等。

（2）扣蒸。把主料放碗底，再把辅料放主料上面，辅料和主料先进行调味，待蒸熟后将其翻过来扣到更大的碗、盘中。常见的扣蒸菜肴有梅菜扣肉等。

（3）包蒸。在菜肴主料调味后，外表用其他物质包裹起来蒸制成熟。常用包裹物质有荷叶、芦苇叶、菜叶等，有的外层需要包上耐热的玻璃纸才上笼。

（4）清蒸。将预处理好的新鲜食材配上作料及辅料直接放于蒸锅中，将蒸锅盖盖好蒸熟食材。使用清蒸方法制作的菜品原汁原味，味道清鲜，能够最大限度保留食材的营养物质，被公认为最健康的烹调方法。常见清蒸菜肴有清蒸鱼、清蒸蒜蓉开背虾、清蒸娃娃菜等。

（5）酿蒸。酿蒸又称花色蒸，是将食材表面涂上鱼蓉、虾蓉、鸡蓉、肉馅等，并可涂成各种形状、色彩，或在食物中塞入各种馅心，将加工成型的食材原料装入容器，用中小火短时间蒸熟后浇汁成菜的技法。常见酿蒸菜肴有酿蒸苦瓜等。

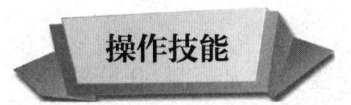
操作技能

制作粉蒸肉

粉蒸肉由猪肉、米粉、莲藕加工制作而成,如图1-10所示。莲藕含有丰富的铁元素、维生素C和膳食纤维,非常适合肝病、便秘、糖尿病等虚症人群食用。

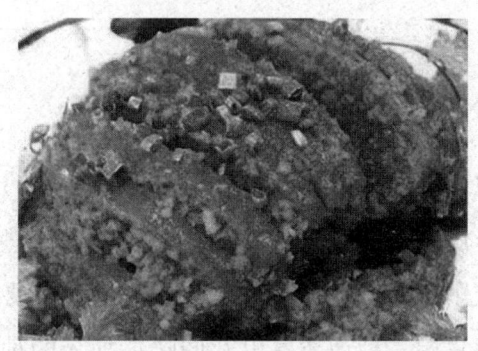

图1-10 粉蒸肉

一、操作准备

1. 主料:带皮猪五花肉500克、米粉100克、莲藕100克。

2. 辅料:姜15克、葱花5克、胡椒粉5克、生抽40毫升、料酒15毫升、蚝油10克、精盐5克、味精3克。

3. 用具:蒸锅、刀具、案板、碗盘、盆等。

二、操作步骤

步骤1:猪五花肉清洗干净,沥干水分,切成厚2~3毫米的肉片。

步骤2:莲藕洗净,切成2~3毫米厚的藕片,姜洗净切成末。

步骤3:将切好的肉片放入盆中,加入生抽、蚝油、精盐、料酒、味精、胡椒粉、姜末。

步骤4:将肉片与各种调味料抓拌均匀,腌制2小时使其入味。

步骤5:将100克米粉倒入腌制好的肉片中,搅拌均匀,使每一片肉都均匀裹满米粉。

步骤6:将藕片码放到一个大碗里。

步骤7:将裹满米粉的肉片码放在藕片上,并将掉落的米粉渣均匀撒在肉片上。

步骤 8：蒸锅加清水 1 000 毫升，置于炉灶上。

步骤 9：将码放于大碗里的食材移到蒸锅里，盖上锅盖，大火蒸制 60 分钟。

步骤 10：转小火持续蒸制 15 分钟，打开锅盖，在菜肴表面撒少许葱花即可出锅。

三、注意事项

1. 出于健康考虑五花肉可选择偏瘦的。
2. 肉片厚度要均匀，从而保持受热均匀，成熟度一致。
3. 腌制肉片时，中途可翻转抓拌两次，使肉片腌透、腌匀、入味。

二、炒制菜肴

炒制菜肴是将一种或几种食材放在炒锅里，通过炒锅的热传导效应促使菜品成熟的方法。一般制作炒制菜肴要先烧热炒锅，放入油烧热，再放入菜品原料用旺火炒制，使原料在较短时间内被加热成熟；炒制过程中要用锅铲不断翻动原料并加入调味品。火候的掌握、翻动节奏以及调味料加入的种类和次序，是制作炒制菜肴的关键。

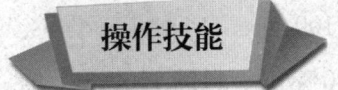

炒制双椒土豆丝

双椒土豆丝是用青椒、红椒和土豆制作而成的一种家常菜肴，如图 1-11 所示。双椒土豆丝可以促进人体新陈代谢，促使肠道蠕动、缓解便秘。

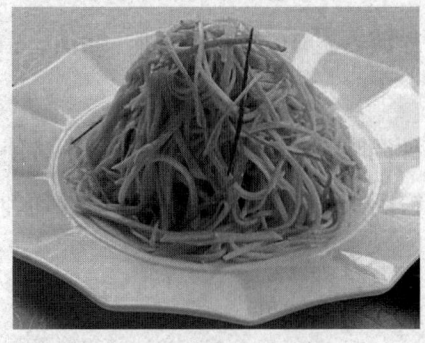

图 1-11　双椒土豆丝

一、操作准备

1. 主料：土豆400克、青椒50克、红椒20克。

2. 辅料：植物油50毫升、葱10克、蒜3瓣、醋15毫升、精盐4克、花椒15粒。

3. 用具：炒锅、铲子、盘子、洗菜盆、刀具、案板等。

二、操作步骤

步骤1：青椒、红椒去籽洗净，切丝。

步骤2：葱洗净后切成葱花，蒜去皮拍扁后切成末。

步骤3：土豆去皮，洗净后切丝，浸泡于凉水中，并冲洗几次，直至水变清澈为止。

步骤4：炒锅洗净，沥干水分，置于火上烧热，放植物油。

步骤5：油烧热放入花椒粒转小火，轻轻煸炒至花椒香味散出。

步骤6：捞出花椒粒，放入葱花炝锅。

步骤7：葱花变色、出香味后，放入沥干水分的土豆丝，大火煸炒。

步骤8：土豆丝变色后，放入青椒、红椒丝煸炒几下，放入精盐、蒜末、醋后快炒几下即可出锅。

三、注意事项

1. 土豆切成丝后，要第一时间浸泡在清水中，防止土豆丝氧化；炒制前用清水冲洗2次，保证土豆丝表面清亮。

2. 炒制时要大火快速翻炒，保证土豆丝不粘在炒锅上；炒制过程中可加2次清水，每次加水量不超过20毫升，即可保证土豆丝不粘锅，亦可使成菜保有一定的汤汁。

三、煮制菜肴

煮制菜肴是将食材放在锅中，加入适量的汤汁或清水、调味料，用武火煮沸后，再用文火煮熟的方法，适用于体小、质软的原料。煮不仅可以减少油脂成分，还能激发出一些食物原本具有的独特香味，营养成分又保留完好，是一种健康的烹调方法。

操作技能

制作蒜蓉生菜

蒜蓉生菜清淡、爽口，适宜多数人群食用，如图 1-12 所示。生菜含有丰富的胡萝卜素、维生素、矿物质；大蒜有解毒、行滞、健胃的功效。

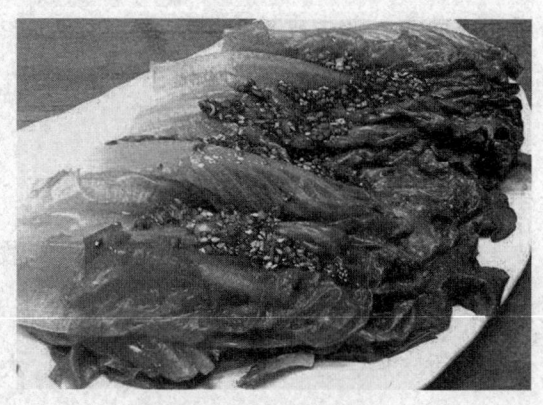

图 1-12　蒜蓉生菜

一、操作准备

1. 主料：生菜 200 克、蒜 5 瓣。
2. 辅料：精盐 10 克、花生油 30 毫升、生抽 15 毫升、蚝油 15 克、白糖 10 克。
3. 用具：砂锅、炒锅、炒勺、洗菜盆、盘子等。

二、操作步骤

步骤 1：生菜剥开，尽量保留完整叶子，洗净备用。

步骤 2：蒜剥皮、洗净，切末备用。

步骤 3：砂锅清洗干净，放清水 2 000 毫升烧开。

步骤 4：砂锅里放入精盐 5 克、花生油 15 毫升。

步骤 5：砂锅中放入生菜，快速焯烫后马上捞出沥干水分装盘。

步骤 6：炒锅洗净、沥干水分，烧热后倒入花生油，放入蒜末炒香。

步骤 7：炒锅中加入 30 毫升清水、生抽、蚝油、白糖，烧开后将调味料炒匀。

步骤 8：将炒好的汤汁趁热均匀淋在焯水后的生菜上即可。

三、注意事项

1. 生菜焯水至断生即可捞出，不能长时间炖煮。
2. 炒好的汤汁必须趁热均匀淋在生菜上，以激发成菜香气。

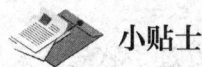 **小贴士**

> 1. 生菜洗净后宜用手撕片，吃起来会比刀切的更为清脆。
> 2. 生菜对乙烯极为敏感，储藏时应远离苹果、梨、香蕉等，以免诱生赤褐斑点。
> 3. 生菜性凉，尿频、胃寒者不宜多吃。
> 4. 熟生菜过夜后不宜再吃。绿叶蔬菜里含有较多的硝酸盐，储存一段时间后，由于酶和细菌的作用，会生成亚硝酸盐，是引发胃癌的有害物质。
> 5. 生菜中可能残留农药、化肥，应放在清水里浸泡30分钟，再用流动的清水反复冲洗干净。也可把生菜放在淘米水里浸泡10分钟后，再反复以流动的清水冲洗干净。

四、炖制菜肴

炖制菜肴就是在原料中加入汤水及调味品，先用旺火烧沸，然后转成中小火长时间烧煮。炖制菜肴温度不超过100 ℃，可最大限度地保留食材中的各种营养，又不会因为加热过度而产生有害物质。炖煮时，应盖好锅盖隔绝空气。经长时间小火慢炖，原料入味，味道可口、浓郁，肉质软烂，容易消化吸收，适合孕产妇、老人、儿童和胃肠功能不良的人群。

1. 适宜制作炖制菜肴的原料

（1）肉类，如牛肉、猪蹄、鸡肉、羊肉等，炖煮后口感鲜嫩，味道浓郁。

（2）海鲜，如牡蛎、鱼翅等，适合与蔬菜或肉类一同炖煮。

（3）蔬菜，如土豆、萝卜、茄子、白菜等。

（4）豆类，如黄豆、绿豆等，蛋白质含量高，还能吸收汤汁。

（5）其他食材，如红枣、枸杞、鹌鹑蛋等，为菜肴增添特殊的营养和风味。

2. 不适宜制作炖制菜肴的原料

（1）脂肪丰富食材，如猪五花肉，过多的脂肪可能影响菜肴的口感。

（2）大部分叶类蔬菜和水果，炖煮会破坏其中的维生素 C，且色泽、口感都会变差。

（3）大部分鲜活海鲜，其肉质细腻，长时间炖煮会使海鲜变得过于软烂，失去原有的鲜嫩口感。

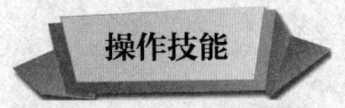

制作乌鸡山药汤

乌鸡山药汤，主料乌鸡和山药均属于营养价值较高的食物，一起炖汤具健脾养胃、补气益血的功效，如图 1-13 所示。

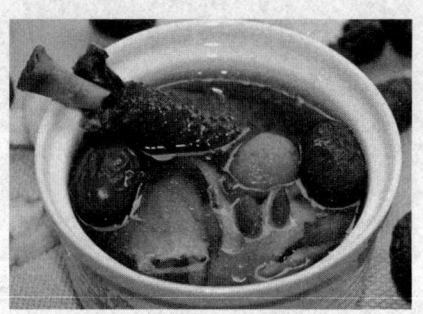

图 1-13　乌鸡山药汤

乌鸡具有滋阴补血的功效，可缓解血液亏损导致的月经不调、子宫虚寒、腹痛等；乌鸡还有促进乳汁分泌的作用，可以改善产后乳汁不足的情况。山药作为药食同源食材，有利于脾胃消化吸收功能，还有益肺气、滋养肺阴。

一、操作准备

1. 主料：活乌鸡 1 只、山药 500 克。

2. 辅料：香葱 1 棵、生姜 1 小块、香菇 150 克、料酒 20 毫升、精盐 5 克、鸡精 3 克。

3. 用具：砂锅、碗筷、汤勺、洗菜盆、刀具、案板等。

二、操作步骤

步骤 1：活乌鸡宰杀、去毛、开膛清除内脏（不要弄破苦胆，留用鸡心、鸡胗、鸡肝）；用流动水冲洗干净，沥干水分。

步骤 2：鸡心一分为二，鸡胗清除表面筋膜，中间破开除去杂物，撕掉黄膜，同鸡肝一起清洗干净。

步骤 3：将乌鸡分割，切下完整的鸡腿，其余部位切成 5~6 厘米的大块，放入冰箱冷冻 3 个小时左右。

步骤 4：香葱、生姜、香菇清洗干净，香葱切成 0.5 厘米左右的小段，生姜去皮切大片，香菇切厚片。

步骤 5：山药去皮，清水冲洗后切成 2 厘米左右的厚片或三棱块，放入清水里浸泡（水里可以放几滴白醋）。

步骤 6：砂锅放水烧至冒泡（即将沸腾），放入少许料酒，放入解冻后乌鸡块焯水，大火烧开煮 2~3 分钟捞出鸡块沥干水分。

步骤 7：砂锅洗净，放入焯水后的乌鸡块、生姜片、香菇、50 ℃ 左右的热水（约 3 000 毫升），置于火上，盖上锅盖，大火烧开，转中火炖 10 分钟，放入料酒，转小火继续炖煮半个小时。

步骤 8：放入山药，盖好锅盖，继续小火炖煮 10~15 分钟，至乌鸡用筷子一插就透即可。

步骤 9：关火，汤表面撒上香葱小段出锅。

步骤 10：鸡汤盛入碗中，放入适量精盐、鸡精搅拌均匀，即可食用。

三、注意事项

1. 乌鸡最好是现做现宰杀的，刚宰杀的乌鸡切块，放到冰箱里冷冻可以帮助去腥。

2. 宰杀后的乌鸡要扔掉鸡尾尖，如果孕妇不喜欢食用鸡头，在提供给孕妇的汤食里就不要出现鸡头。

3. 炖汤之前先将乌鸡焯水，可以有效去除乌鸡腥味，且鸡肉更容易炖熟，口感更好。

4. 山药切片或三菱块后要放在水里浸泡，水里放几滴白醋可避免山药氧化变色。

5. 炖乌鸡时要用 50 ℃ 左右的热水，水要高出乌鸡 2 厘米左右；不宜用开水，开水会烫破鸡皮；不要用冷水，冷水炖乌鸡容易有腥味，而且汤汁不够浓郁。

6. 精盐、鸡精不要放在锅里，鸡汤盛入碗中再放会使乌鸡汤的味道更鲜美。

7. 炖煮乌鸡过程中，如发现水分蒸发严重应加入开水。

学习单元 4　造型与浆汁食物制作

一、制作水果拼盘

水果拼盘由多种水果组合而成。通常在形状、色彩等方面加以组合，可以增进食欲。

水果中含有丰富的维生素和多种矿物质，可以及时补充人体所需，促进新陈代谢。水果的碳水化合物比较丰富，可以及时为人体补充能量和水分，缓解疲劳。每天适当吃一点水果，可以促进蛋白质的消化吸收，促进肠胃蠕动，改善便秘，预防肥胖。

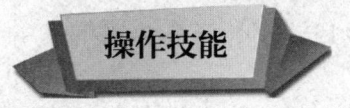

制作水果拼盘

根据选材不同，水果拼盘可以有不同的造型，这主要取决于水果品种和制作者的造型能力。水果拼盘造型如图 1-14 所示。

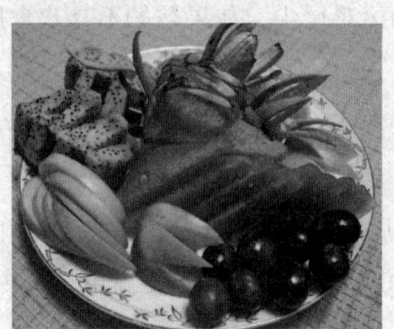

图 1-14　水果拼盘造型

一、操作准备

1. 原料：西瓜、香蕉、火龙果、苹果、葡萄等。

2. 用具：水果盘、西瓜刀、水果刀、果肉分离器等。

二、操作步骤

步骤1：将西瓜切成适当大小的块状，用平刀沿着瓜瓤边缘切去3/4。

步骤2：将瓜皮的白色部分去除，瓜皮越薄越好。

步骤3：将瓜皮的两边分别划出等距离的印痕，刀口要切得深一些，但不要切断。

步骤4：将切好的瓜皮尖向前弯曲，用牙签固定在西瓜上，如图1-15所示。

步骤5：把香蕉切成两块，在香蕉顶部1/3处划一刀，将香蕉皮切成"V"形，如图1-16所示。

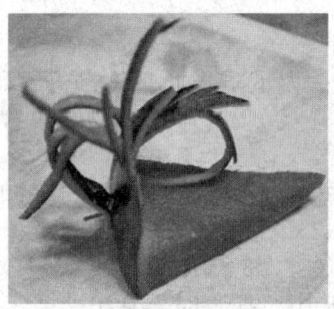
图1-15 西瓜造型

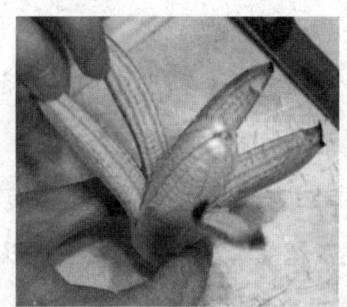
图1-16 香蕉造型

步骤6：把火龙果切去头蒂，切成两半，再一分为二切成四瓣。

步骤7：用平刀将火龙果肉与皮分离（肉仍然保留在皮上，见图1-17），用刀将果肉切成块，如图1-18所示。

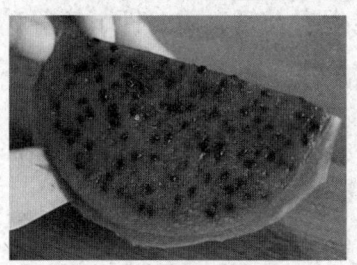
图1-17 火龙果剥皮

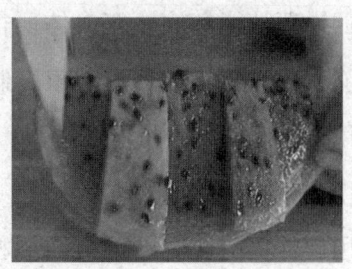
图1-18 火龙果切块

步骤8：葡萄洗干净去蒂备用。

步骤9：苹果切一块，然后斜刀切一刀，直刀切一刀，切成月牙形（注意不要切太深，否则容易断）。

步骤10：把苹果转90°，切掉两头，切成块状，摆出造型，如图1-19所示。

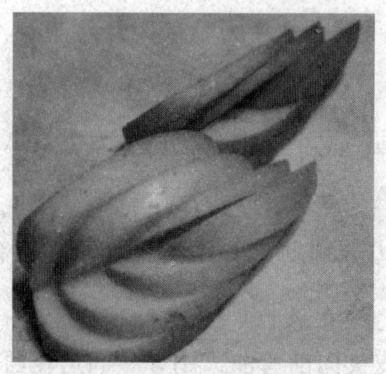

图1-19 苹果造型

步骤11：全部切好后，把它们组合起来摆在盘中即可。

三、注意事项

1. 为了好做造型，西瓜皮切得越薄越好；为了防止西瓜皮断开，可以将其放入盐水中浸泡数分钟，增加韧性。

2. 西瓜皮最好削成一整条完整的皮，太短则无法形成造型；卷的时候应注意力度，卷太紧花朵不好看，卷太松难以成型。

3. 苹果很容易氧化，切好后应泡在淡盐水中，摆盘时再拿出。

4. 水果选材要充分考虑其含糖量，尤其是患妊娠糖尿病的孕妇，应适当控糖。

二、制作果蔬汁

新鲜的果蔬汁能有效补充人体所需的维生素及钙、磷、钾、镁等矿物质，改善肠胃功能，促进消化液分泌。家庭制作果蔬汁一般多用榨汁机，为此需掌握榨汁机的使用方法。

1. 榨汁机使用前检查

在使用榨汁机前，应进行全面的检查，保证各部件正确装配到位。如果没有装配到位榨汁机可能无法正常运转，甚至会带来安全隐患。

2. 食材处理

食材放入榨汁机之前要先处理好，如要清洗干净，去皮、去核、切块。需要注意的是，放入榨汁机中的食材体积不要过大，榨汁机内部的空间是有限的，放入体积过大的食材或一次放入过多会导致堵塞，刀片无法正常运转。

3. 榨汁

食材处理完毕放入榨汁机中，并依据喜好加适量饮用水（不宜直接加自来水生水），然后将安全扣扣上，接通电源，打开榨汁机开关开始榨汁。

4. 榨后清洗

榨汁机使用完毕要及时清洗并晾干收纳。水果中均含有一定的膳食纤维和果酸，榨汁后刀头位置会留有许多的果肉，可能会使刀生锈。清洗时可以借助牙刷或清洁刷洗刷干净，也可以依据材质使用开水烫洗，避免细菌滋生。

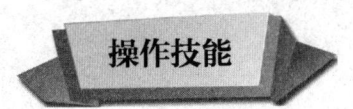
操作技能

制作苹果汁

苹果营养丰富，富含多种维生素、膳食纤维、钾、锌、镁等。苹果所含的多酚及黄酮类天然抗氧化物质，可及时清除体内的代谢垃圾。

一、操作准备

1. 主料：苹果2个、蜂蜜1茶匙、纯净水200毫升、柠檬汁2毫升。
2. 用具：榨汁机、玻璃杯、水果刀等。

二、操作步骤

步骤1：把苹果清洗干净、去核，切成不超过2厘米见方的苹果丁。

步骤2：榨汁机清洗干净，安全装配到位。

步骤3：将苹果丁、纯净水、柠檬汁放到榨汁机搅拌器内（水面以高于苹果丁1~2厘米为宜）。

步骤4：接通榨汁机电源，打开榨汁机开关，开始榨汁。

步骤5：将苹果汁从榨汁机搅拌器中倒入饮料杯。

步骤6：依据个人喜好，在苹果汁中加入蜂蜜即可饮用。

三、注意事项

1. 榨汁机使用前要清洗干净，保证卫生。
2. 榨汁机要依据使用说明书装配到位，保证安全。
3. 苹果汁容易氧化变色，不宜久放，榨汁前放入适量的柠檬汁可抗氧化。

4. 苹果皮中维生素 A、维生素 C 含量丰富，如果去皮榨汁就会失去这些营养物质，可将苹果清洗干净带皮一起榨汁。

三、制作豆浆

豆浆是日常生活中常见的饮品，性平、味甘，具有降低血压、血脂，保护血管的作用。鲜豆浆是天然的雌激素补充剂，可调节女性内分泌功能。

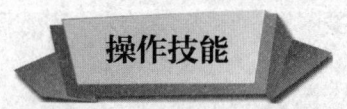

制作豆浆

一、操作准备

1. 主料：黄豆 100 克、纯净水 1 000 毫升。

2. 用具：豆浆机、碗筷、饮料杯等。

二、操作步骤

步骤 1：提前将黄豆清洗干净，放在碗里加入清水浸泡一晚。

步骤 2：把泡软的黄豆倒入豆浆机中，加入纯净水（可按照黄豆与水 1∶5、1∶8 或 1∶10 的比例加水）。

步骤 3：把豆浆机的机头按照正确的位置盖上，确保装配到位。

步骤 4：接通豆浆机电源，打开豆浆机开关，持续搅拌加热。

步骤 5：待机器工作结束发出警报声，将豆浆从豆浆机中倒出。

步骤 6：清洁豆浆机。

三、注意事项

1. 制作混合豆浆时，如选择加入不易泡软的绿豆、黑豆，最好延长浸泡时间。

2. 豆浆机使用前要清洗干净，保证卫生。

3. 豆浆机要依据使用说明书装配到位，保证安全。

4. 要按照黄豆的量添加适量的水，注意不能少于最低水位，且不能超过最高水位，否则豆浆机可能发生故障。

培训课程 2

生活照护

照护孕妇的生活起居，保证安全与健康是关键。孕妇除了要关注自己的身心健康之外，还要保护好腹中胎儿，避免发生流产、早产等意外事件。特别是怀孕早期和后期，无论是饮食还是生活、工作、学习都要特别重视安全与身心健康。

学习单元1 孕妇盥洗照护

孕妇汗腺和皮脂腺分泌旺盛，需要加强皮肤的清洁与养护。雌激素会造成孕妇齿龈肥厚、变软，易发生齿龈出血，注意口腔卫生尤为重要。

一、照护孕妇洗脸

孕妇皮肤十分敏感，每次洗脸时应使用温和无刺激的洁面用品，避免使用油性乳液、磨砂膏或者含有香精、酒精等刺激成分的洁面用品，以免刺激皮肤。如果孕妇使用洗面奶之类的洁面产品，应使用孕妇专用品。如果皮肤干燥，洗脸的次数应相对减少，每日两次即可。孕妇最好用35 ℃左右的温水洗脸，不建议使用冷水洗脸，尤其是秋冬季，用冷水洗脸会影响血液循环，不利于母体健康及胎儿发育。

二、照护孕妇刷牙

孕妇每天至少用软毛牙刷彻底刷牙两次，每次饭后用清水或淡盐水漱口，及时清除牙齿缝隙中的食物。当口腔出现异味时，刷牙后可以顺便清洁一下舌苔。

1. 牙刷选择

牙齿保健需要使用牙刷，牙刷的质量直接影响牙齿、牙龈的健康。

（1）选购牙刷时，首先要看刷头大小，根据个人情况综合考虑口腔大小、张口程度及个人习惯等因素确定。一般情况下，孕妇可选用小号的牙刷。

（2）牙刷刷毛软硬要适中，太软难以刷干净牙齿，太硬则容易伤害牙齿和牙龈。

（3）牙刷刷毛在切割后，要经过圆滑处理，避免太过尖锐而造成伤害。

（4）牙刷最好每3个月更换一次，否则刷毛容易滋生细菌，不利于口腔健康。

2. 剔牙工具选择

孕妇在进食后，可以选择用牙线代替牙签清洁口腔，更为安全有效。也可选用小刷头，刷毛柔软、细长的牙刷清洁口腔，彻底清除食物残渣。

3. 牙膏选择

孕妇的牙齿比较敏感，牙龈容易肿痛、肥大，冷、热、酸、甜的食物都可能会使牙齿酸痛。因此，选择碱性、纯天然的草本牙膏，可以维持口腔正常的pH值，提高口腔免疫力。

4. 刷牙方法

（1）取漱口杯、牙刷用清水冲洗干净，漱口杯中倒入35 ℃左右的温水。

（2）取牙膏，并挤压适量牙膏在牙刷上。

（3）沿牙床，先刷上下排牙的外侧，把牙刷放在牙龈边缘，以两至三颗牙为一组，适当加力刷。

（4）直立放置牙刷，刷牙的内侧，适度加力，从牙龈刷向牙面。

（5）牙齿内外刷洗3~5分钟，温水漱口，刷牙结束。

三、照护孕妇洗头

照护孕妇洗头前首先要关好门窗，避免着凉；准备35~40 ℃的温水，备齐洗发用品，如洗发液、护发素、梳子、干大毛巾2块、小毛巾1块、棉球2~4个、盥洗盆2个、水壶、防水塑料布、吹风机等。孕妇可以采取坐位、仰卧位、侧卧位接受洗头照护。

1. 坐位洗头照护

孕妇怀孕早期、中期可以采取坐位洗头照护，如图1-20所示，照护方法如下：

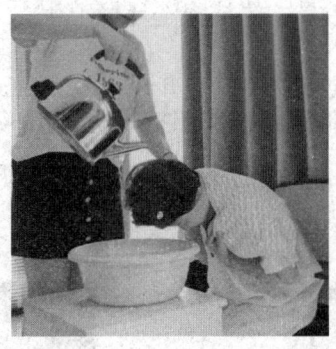

图1-20 坐位洗头

（1）关好门窗，准备好洗头用品、用具。

（2）选择一把高矮适宜的椅子，一般孕妇坐下低头可触及盥洗盆即可。

（3）协助孕妇在椅子上坐稳，盥洗盆放在凳子上，置于孕妇低头可触及盆面的位置。

（4）解开孕妇领口的扣子，将一条大的干毛巾围在孕妇脖颈上。

（5）取2个棉球，分别堵住孕妇双侧耳道（棉球不能过小，过小的棉球容易滑入耳道；棉球也不能过大，过大的棉球容易滑出耳道）。

（6）嘱咐孕妇低头，使用梳子将孕妇头发由后脖颈经头顶梳理，垂挂于面门。

（7）水壶放入35~40℃的温水，嘱咐孕妇低头至盆面，用温水均匀淋湿孕妇的头发；也可以将温水倒入盆中，嘱咐孕妇低头至盆面，用小毛巾沾温水均匀淋湿孕妇的头发。

（8）取适量洗发液倒入一只手的手心，另一只手托住孕妇的额头，将洗发液均匀地涂抹于孕妇头发上。

（9）嘱孕妇稍微抬头，双手轻轻揉搓孕妇的头发，并用手指肚轻轻按摩孕妇的头皮。

（10）水壶放入35~40℃的温水，嘱孕妇低头至盆面，一只手提水壶淋水，另一只手轻轻搓揉孕妇头发，将洗发液泡沫冲洗干净。

（11）孕妇头发稍控水，取适量护发素均匀涂抹在头发中部和末端，静置2~3分钟后用温水冲洗干净。

(12) 取下围在孕妇脖颈的大毛巾，先将其脸部水分擦净，然后将头发水分擦干。

(13) 取出耳道棉球，用吹风机（热风）将头发吹干并梳理整齐后，协助孕妇休息。

(14) 清洁整理用品、用具，清洁盥洗环境卫生。

2. 卧位洗头照护

孕妇怀孕中期适宜采用仰卧位洗头照护（见图1-21）或侧卧位洗头照护（见图1-22）。孕妇怀孕晚期因胎儿较大，仰卧位会造成压迫感，采取侧卧位洗头更理想。以下以仰卧位洗头为例说明卧位洗头照护方法。

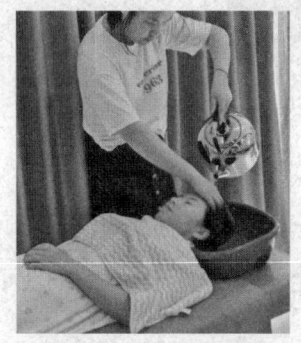
图1-21 仰卧位洗头

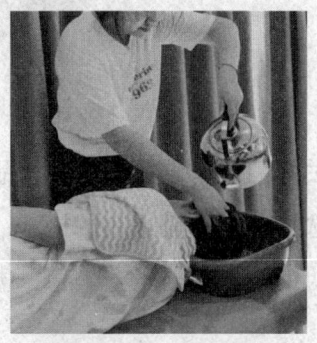
图1-22 侧卧位洗头

(1) 关好门窗，准备好洗头用品、用具。

(2) 孕妇仰卧于床上或躺椅上，头部探出床沿或椅背，在床沿上铺上防水塑料布。

(3) 松开孕妇衣领并将衣领向内折卷，在孕妇脖颈前、后分别围上1条干的大毛巾。

(4) 取2个大棉球，分别堵住孕妇双侧耳道。

(5) 松散孕妇头发使其垂于床沿或椅背下。

(6) 水壶放入35～40℃的温水，然后均匀淋湿孕妇的头发。

(7) 取适量洗发液，将洗发液均匀涂抹于孕妇头发上。

(8) 双手轻轻揉搓孕妇的头发，并用手指肚轻轻按摩孕妇的头皮。

(9) 头发搓洗干净后，水壶放入35～40℃的温水，一只手提水壶淋水，另一只手轻轻搓揉孕妇头发，将洗发液泡沫冲洗干净。

(10) 孕妇头发稍控水后，取适量护发素均匀涂抹在头发中部和末端，静置2～3分钟后用温水冲洗干净。

(11) 取下围在孕妇脖颈的大毛巾，先将脸部水分擦净，然后将头发水分擦干。

（12）取出耳道棉球，用吹风机（热风）将头发吹干并梳理整齐后，协助孕妇休息。

（13）清洁整理用品、用具，清洁盥洗环境卫生。

四、照护孕妇泡脚

洗脚不仅是卫生的需要，还可以缓解疲劳，促进血液循环，提高睡眠质量。一般情况下，孕妇可每天晚上临睡前在温水中加入精盐10克（或白米醋20毫升）泡脚，也可以在温水中加入20克姜片泡脚。水温注意在40 ℃左右为宜，泡脚时间控制在20分钟左右。

1. 温水泡脚

水面需没过脚踝部位，有助于促进身体温度上升，可缓解精神压力和疲劳。水温控制在40 ℃左右为宜，水温低于35 ℃时可将水倒掉一点，再注入一点高温水搅拌均匀继续泡脚，泡脚时间20分钟左右。

2. 盐水泡脚

盐水有杀菌、治疗脚气的作用，对于脚部经常瘙痒或有脚气的孕妇，可以在温水中加入精盐10克，搅拌均匀后泡脚。

3. 姜水泡脚

取新鲜的姜20克左右，清洗干净、切片，放入凉水中煮沸，晾至40 ℃左右时给孕妇泡脚。姜水泡脚可以促进血液循环，改善手足冰凉的症状，如果孕妇的体质比较虚弱、经常感冒，可以使用姜水泡脚。

4. 白米醋泡脚

在泡脚水中加入白米醋20毫升，不仅可以促进血液循环、抑制细菌、提高睡眠质量，还有改善下肢关节疼痛、双脚冰凉、脚气、皮肤粗糙等功效。

需要注意，过敏体质者应谨慎使用白米醋泡脚，避免出现过敏反应。如果下肢有伤口，或者存在感染灶不建议使用白米醋泡脚，以免加重感染。使用白米醋泡脚不要过于频繁，一般1周2次为宜。

5. 孕妇泡脚照护方法

（1）准备1把椅子、1个泡脚盆、40 ℃左右的热水、擦脚布、香皂，也可以根据需要准备精盐、白米醋或姜。

（2）协助孕妇坐在椅子上，双脚放入泡脚盆，以水面没过脚踝部为宜。

（3）孕妇双脚在水中浸泡3~5分钟后，可轻轻按摩孕妇足底、足背，促进血液循环，放松肌肉。

（4）依次清洗脚踝、脚面、脚趾缝、足底，并同步搓揉双脚，直到皮肤微红、两脚发热为止。

（5）清洗干净后用擦脚布帮助孕妇擦干双脚，如孕妇皮肤比较干燥，可以适当涂抹润肤霜后穿上袜子，安排孕妇休息。

（6）清洁整理用品、用具，清洁环境卫生。

五、外阴清洁照护

因抵抗力下降，很多孕妇会出现阴道分泌物增多、外阴瘙痒、白带异常等症状，因此，保持外阴清洁卫生是保持孕妇健康的重要一环。清洁外阴要以外部为主，非必要不要频繁清洗阴道内部，避免过度清洗引起宫颈炎症或者刺激阴道导致不适，影响孕妇健康。

1. 外阴清洁方式

清洁外阴时要采取适合孕妇的方式，通常有以下几种选择。

（1）清水清洁。使用温水清洗外阴部，注意避免用力过大，不能使用冷水清洁，以免刺激、损伤皮肤。

（2）阴道清洗剂清洁。根据个人习惯可以选择使用专门的阴道清洗剂，要选择成分温和、无刺激的产品，避免使用含有酒精或强碱性成分的清洗剂，以免破坏阴道微生态平衡。

（3）孕妇湿纸巾清洁。孕妇湿纸巾可以方便地清洁外阴部，但要注意选择无香料、无酒精、无刺激的产品。

2. 清洁注意事项

（1）清洁外阴时应自上而下、由前往后，洗完大、小阴唇后再洗肛周及肛门，避免由后向前导致肛门的细菌污染阴道。

（2）不用、少用肥皂，阴道的自洁能力很强，过多使用肥皂类碱性清洁剂会破坏阴道的酸碱平衡，破坏防御屏障。

（3）避免过度清洁，过度清洁会破坏阴道的微生态平衡，使阴道更容易感染。一般情况下，每晚睡前清洗一次即可。

（4）保持阴部干燥，清洗后要用柔软的毛巾轻轻擦干阴道周围的水分，避免滋生细菌。

(5) 清洁后避免穿紧身、透气性差的内裤,这种内裤容易导致阴部潮湿,增加感染的风险,建议选择透气性良好的棉质内裤。

(6) 清洗外阴时要使用专用毛巾,温水清洗,毛巾使用后需清洗干净、晒干或在通风处晾干。

学习单元 2　孕妇沐浴照护

孕妇汗腺和皮脂腺分泌旺盛,因此容易出汗,油性分泌物增多,可能影响毛孔的排泄功能,易致感染而发生痒、肿现象或其他皮肤病。为此,孕妇应经常洗头、洗澡,勤换衣服,保持清洁卫生,减小皮肤病及相关疾病发生的可能性。

一、沐浴水温、时间及方式

1. 沐浴水温

孕妇的沐浴水温一般应控制在 35～40 ℃,36～38 ℃ 属于最佳状态。水温过低,孕妇容易受凉生病,甚至影响胎儿健康;水温过高,同样会造成孕妇不适,甚至会刺激子宫收缩,增大流产、早产概率。

2. 沐浴时间

孕妇沐浴时间不宜过长,一般以 10～20 分钟为宜。这是因为怀孕期间孕妇身体负重,沐浴时间过长,孕妇体力可能会消耗过大,产生虚脱或其他不适。

3. 沐浴方式

孕妇沐浴建议选择淋浴方式,不建议盆浴,以免引起感染。孕妇沐浴时要注意安全,小心地面湿滑,最好有母婴护理员或家人陪同。由于孕妇抵抗力相对较弱,沐浴后要注意及时擦干、穿上衣服,以免着凉。

二、重点、敏感部位清洗方法

1. 颈部与耳后

颈部、耳后是污垢容易堆积的部位,需要重点清洗,但要注意颈部容易生长小的丝状疣，一旦搓破，会引起感染。因此，清洗时应用手指肚向上轻轻反复搓揉。

2. 乳房

沐浴时可用温水冲洗乳房，清洗时动作要轻柔，不可用力牵拉乳房及乳头，不可用力搓揉，应以一手往上轻托乳房，另一手用手指肚沿顺时针方向轻揉，避免引起孕妇子宫收缩。浴后，乳房可抹些橄榄油，使乳房皮肤滋润而有韧性，这也是为分娩后哺乳做准备。

3. 腋下

腋下汗腺丰富，沐浴时不可用热水刺激，也不宜用搓澡巾等大力搓擦，可抬起胳膊用温水冲洗。因腋下皮肤组织较松弛，可以把沐浴液揉出丰富泡沫后清洗，再用手指肚按揉，促进血液循环。

4. 肚脐

每次沐浴前，用棉棒蘸取乳液顺时针、轻柔地清洁肚脐内污垢，等污垢软化后再用温水冲洗干净。

5. 腹股沟

沐浴时应用温水冲洗腹股沟，食指与中指并拢，用两个手指的指肚从上向下轻搓腹股沟。肥胖者则要撑开褶皱仔细搓洗。

6. 外阴和肛门

孕妇沐浴时要用清水清洗外阴，少用清洗剂，不用消毒剂，不要冲洗阴道，避免影响阴道正常的酸碱环境而引起感染。沐浴时及每次大便后，要用35 ℃左右的温水清洗肛门，以预防痔疮。

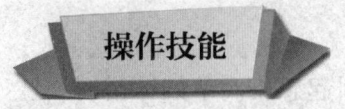

操作技能

孕妇沐浴照护

一、操作准备

1. 环境准备：安静、光线充足，浴室温度控制在26 ℃左右，空气新鲜。
2. 孕妇准备：选择合适的体位，如站位、坐位等。

3. 物品准备：防滑垫1块、干的大毛巾1块、湿的大毛巾1块、小毛巾1块、拖鞋、沐浴液、洗发液、浴巾、吹风机、干净的衣物等。

二、操作步骤

步骤1：关好浴室门窗，将浴室温度控制在26 ℃左右，并全程保持此温度。

步骤2：将沐浴水温控制在36~38 ℃，在浴室铺好防滑垫。

步骤3：协助孕妇脱掉衣物，换上拖鞋。

步骤4：搀扶孕妇进入浴室，用浸湿的小毛巾取沐浴液或洗发液由上至下，按照头→脸→颈部→耳后→乳房→腋下→胸腹部→肚脐→背部→双上肢→双下肢→腹股沟→外阴→肛门→脚的顺序清洁身体，搓洗干净后，再用温水从头到脚冲洗干净。

步骤5：协助孕妇用拧干的湿毛巾从头到脚擦拭干净身上的水渍，裹上浴巾。

步骤6：用干毛巾为孕妇擦干并包裹好头发。

步骤7：协助孕妇涂抹孕妇专用的护肤品。

步骤8：嘱咐孕妇扶稳站好或坐稳，协助孕妇穿上衣物、出浴。

步骤9：使用吹风机将孕妇头发吹干并梳理整齐，嘱咐孕妇安全休息。

步骤10：在确认孕妇安全、无异常的情况下清洁、整理沐浴间，清洗、整理物品。

三、注意事项

1. 应在浴室内设置扶手，以防止孕妇滑倒。怀孕中后期，由于腹部渐大，孕妇行动不便、重心不稳，容易滑倒，所以沐浴时必须抓住扶手或坐在椅子上，防止跌倒。

2. 孕妇应选择淋浴，不宜选择盆浴。盆浴容易导致病原体通过阴道逆行造成阴道感染。此外，孕妇进出澡盆、浴缸不方便，无形中增加了受伤的风险。

学习单元3　孕妇衣物换洗

孕妇除了要勤洗头、洗澡以保持身体清洁卫生外，衣物用品也要勤换、勤洗、勤消毒。穿着的衣物须依据体型的变化，选择简单、宽松的款式，质地要柔软、透气性要良好,最好为纯棉材质。孕妇不宜穿高跟鞋,也不宜穿过于紧身、厚重或化纤材质的衣物。

一、孕妇着装常识

1. 鞋子

孕妇足、踝、小腿等处的韧带松弛,应选择鞋跟较低、穿着舒适的便鞋,不要穿高跟鞋。腹部渐大后,要穿平跟鞋以保持身体平衡。到了孕晚期,孕妇的足、踝等部位会出现水肿,这时可穿大一点的、质地柔软、鞋底防滑的鞋子。

2. 内衣

孕期乳房的变化很大,婴儿出生或断奶后,乳房会下垂。因此要选择大小合适、棉质、支撑式的内衣,背带应略宽,乳罩窝应略深。

3. 内裤

孕期应选择孕妇专用的浅色、纯棉材质的内裤。这种内裤采取高腰设计,包裹性强。在选择内裤时,应关注内裤的松紧和舒适度,避免勒到腹部,对胎儿造成伤害。

4. 弹力袜

弹力袜具有促进静脉血液回流心脏的功能,医用循序减压弹力袜在脚踝部建立最高支撑压力,可缓解疲劳、防止脚踝肿胀和静脉曲张。对于孕期仍需坚持工作的孕妇,穿着弹力袜更具保护意义。

5. 衣裤

孕妇上衣宜宽松,如T恤、圆领长袖运动衫及无袖套领T恤衫;裤子可以选择宽松、舒适的运动休闲裤,裤腰需伸缩自如,不宜穿着紧身裤。

6. 背带装

孕妇怀孕5~6个月的时候可以开始穿背带装,背带装可以包裹并有效托起孕妇的腹部,背带装要选择相对宽松、质地柔软、不会对孕妇身体和胎儿造成不良影响的材质和款式。

二、孕妇衣物清洗常识

1. 孕妇衣物清洗要求

(1)孕妇的衣物要单独清洗,不要与其他人的衣物混洗,尤其不能与病人的衣物混洗。

(2) 一般而言，怀孕不会引起肤质变化，但孕妇的皮肤会更加敏感。正常情况下，日常使用的洗衣液、肥皂或洗衣粉都可以用于清洗孕妇的衣物，但要注意漂洗干净，不残留化学物质。衣服漂洗干净后，最好放在阳光下晒干，阳光紫外线照射还具有杀菌作用。

(3) 内衣、内裤要单独用专用清洗剂清洗，不要使用搓衣板搓洗，更不要与其他衣物混洗，但可使用内衣专用洗衣机清洗，可有效避免细菌交叉污染。

(4) 衣物清洗干净后，要进行反复多次（2~3次为宜）漂洗，最后要放在清水中浸泡10~15分钟。新买的内衣、内裤清洗干净后，至少要放在清水中浸泡30分钟。

2. 孕妇常见衣物清洗方法

(1) 睡衣和内衣。睡衣和内衣一般单独用冷水手洗。选用中性清洗剂或内衣、内裤专用清洗剂较好，不要使用含漂白剂的洗衣粉洗内裤，洗后要多次漂洗避免清洗剂残留。漂洗干净后，放在阳光下晒干。

(2) 雪纺和蕾丝衣物。可使用35~40 ℃的温水、中性肥皂手洗，不要机洗，不要使用搓衣板搓洗。

(3) 羊毛衫。在30~35 ℃的温水中加入适量洗衣液或专用清洗剂搅拌均匀，放入羊毛衫浸泡15分钟，用手轻轻揉搓。漂洗干净后，使用毛巾吸干水分，平铺晾晒或使用网兜挂起晾晒。

(4) 白衣、白袜。在35~40 ℃的温水中加入适量清洗剂搅拌均匀，衣、袜放入温水中浸泡15分钟，用手搓洗，袜底、衣领、袖口要重点搓洗。

(5) 真丝衣物。在冷水中加入适量清洗剂搅拌均匀，放入衣物浸泡15分钟，用手轻柔搓洗。漂洗干净后，在阴凉处晾干。

(6) 亚麻衣物。在35 ℃温水中加入适量中性清洗剂搅拌均匀，放入衣物浸泡15分钟，用手搓洗。

(7) 纯棉衣物。在35 ℃温水中加入适量中性清洗剂搅拌均匀，放入衣物浸泡15分钟，用手搓洗，不要使用洗衣机；漂洗干净后，可以把衣物平铺在干净的桌面上，双手轻轻把衣服里的水分挤压出来，不要用力拧衣物，防止出现"死褶"。

(8) 牛仔裤。在35~40 ℃的温水中加入适量清洗剂搅拌均匀，牛仔裤反面朝外放入温水中浸泡15分钟，可使用搓衣板搓洗；反面朝外晾晒。

(9) 羽绒服。冷水中加入适量中性清洗剂搅拌均匀，放入羽绒服浸泡15分钟，用手搓揉，配合软毛刷轻轻刷洗，领口、袖口要重点搓洗；漂洗干净后轻轻挤压排出水分，挂在通风处晾晒；衣服表面干燥后，轻轻拍打羽绒服，使得内部羽绒散开、蓬松。

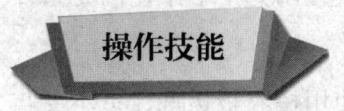

操作技能

照护孕妇更衣

一、操作准备

1. 环境准备：安静、舒适、空气新鲜、光线充足，室温以 26 ℃ 为宜。
2. 孕妇准备：选择合适的体位坐好或扶住固定物站好。
3. 物品准备：干净的衣物（含内衣、内裤）、鞋袜，35～40 ℃ 温水、毛巾等。

二、操作步骤

步骤1：穿脱上衣。由外到内脱上衣，由内到外穿上衣。

1. 脱上衣

（1）脱套头上衣。先脱下衣袖，然后将上衣卷成一个圈，撑着领口从孕妇的面部穿过，再越过头顶，从头后部脱下。

（2）脱开襟上衣。先脱下一侧衣袖，然后将上衣从孕妇的背后绕到对侧，脱下另一侧衣袖。

（3）如孕妇肢体有伤，脱上衣时要先脱健侧肢体衣袖，再脱患侧肢体衣袖。

（4）脱下上衣后，如孕妇出汗较多或身体有异味，可用温水为孕妇清洁身体后再穿上衣。

2. 穿上衣

（1）穿套头上衣。将上衣卷成一圈，撑着领口，先从脑后再从前面套下来，注意避开孕妇的前额和鼻子，然后再分别穿上两侧的袖子，如图 1-23 所示。

（2）穿开襟上衣。先穿上一侧衣袖，然后将上衣从孕妇的背后绕到对侧，再穿上另一侧衣袖，如图 1-24 所示。

（3）如孕妇肢体有伤，穿上衣时要先穿患侧，然后将上衣从孕妇的背后绕到健侧，帮其穿衣。

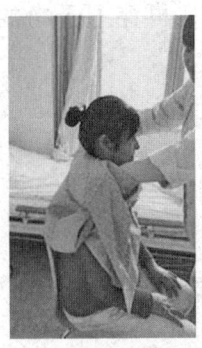 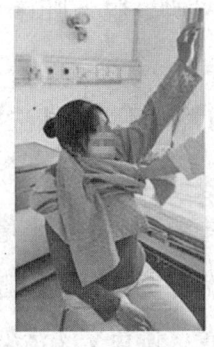 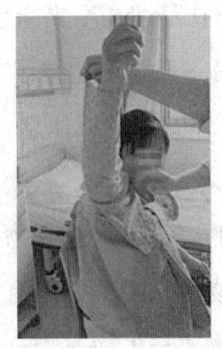 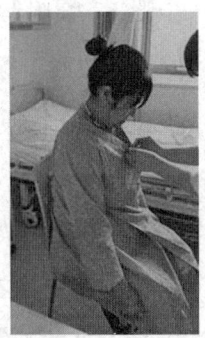

图 1-23　穿套头上衣　　　　　　　　　图 1-24　穿开襟上衣

步骤 2：穿脱裤袜。由外到内脱裤子，由内到外穿裤子。

1. 脱裤子

（1）搀扶孕妇站立并抓牢固定物体，先解开孕妇的腰带，将外裤翻卷至臀部以下，之后用同样的方法脱下内裤，搀扶孕妇坐下。

（2）嘱咐孕妇轻轻抬起双腿，将裤子翻卷脱下，或拉住裤脚轻轻拽下裤子。

（3）孕妇如穿着多条裤子，应采用逐件脱离的方法脱下全部裤子。

（4）脱下裤子后，如孕妇出汗较多或身体有异味，可用温水为孕妇清洁身体后再穿裤子。

2. 穿裤子

（1）嘱咐孕妇坐稳，抬起双腿；双脚同时由裤腰处分别插入两条裤管内，如图 1-25 所示。

（2）请孕妇站起，如有必要，可扶住墙体或稳固的家具，如孕妇不方便站立，则可让其平躺在床上。

（3）将裤子提至腰间，扣上腰带，如图 1-26 所示。

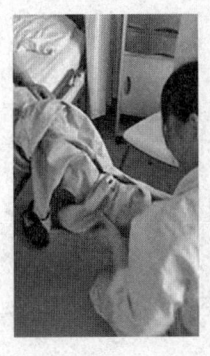 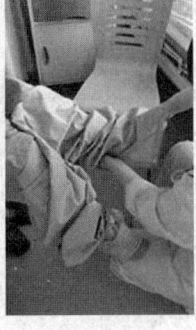 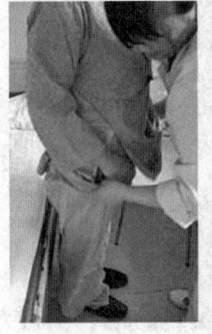 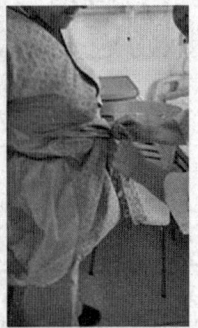

图 1-25　穿裤子（一）　　　　　　　　图 1-26　穿裤子（二）

步骤3：嘱咐孕妇扶稳坐好，先抬起一只脚，脱下脏袜子，再穿上干净的袜子；同样方法脱、穿另一只脚上的袜子。

步骤4：衣物换好，安排孕妇休息，清洁整理环境，清洗换下的脏衣物。

三、注意事项

1. 必须保证孕妇的安全，穿脱衣物过程中要嘱咐孕妇坐稳、站稳、扶稳。
2. 为孕妇更换衣物时，要关好门窗，调节好室内温度，避免孕妇受凉。
3. 换下来的脏衣物要与干净衣物分开放置，避免交叉污染。
4. 孕妇换好衣物后，该清洗的衣物要及时清洗干净，环境要及时清洁干净。

学习单元4　孕妇出行照护

孕妇出行要在心情舒畅、精神饱满、身体健康、安全有保障的情况下进行，安全第一、有人陪同是基本原则。孕妇尽量不远行，如必须远行，必须先做好充足的准备、制订详细的出行计划，规划好需要携带的物品、所穿衣物、出行方式等。孕妇出行前应先检查身体状况，如测量血压和血糖值是否正常，如有异常不要勉强出行。孕妇应尽量避免去人多杂乱、道路不平的地方，登高、爬山更为不宜；要尽量少带行李物品，不要穿高跟鞋，在外就餐时要考虑到营养需要和卫生条件。孕妇出行过程中，一旦感觉不适必须及时就医。

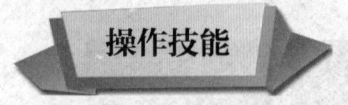

照护孕妇出行

一、操作准备

1. 提前规划：确定目的地、出行方式、路线。
2. 携带物品：包、雨伞、水、纸巾、手机、钱包、零食、产检病历、就诊卡、卫生用品、清洁消毒用品等。

3. 衣物准备：衣物以宽大、舒适为主，易穿易脱，防暑、保暖、干净卫生；鞋子最好为平跟鞋。

二、操作步骤

步骤1：制订完善翔实的出行计划。

步骤2：为孕妇准备并装好必要的物品。

步骤3：乘坐公交或地铁出行时，要避开高峰期，并提前出门；上下车时，应走在孕妇一侧前方，搀扶孕妇上下车，小心车门、乘客碰撞；上车时不与他人争抢座位。

步骤4：乘坐火车或飞机出行时，为避免孕妇久坐不动，应根据孕妇精神状况，每隔1~2小时，在保证安全的前提下，搀扶孕妇在走道稍加活动；活动时要抓稳扶好，避免与其他乘客碰撞。

步骤5：自驾车出行时，要协助孕妇进入驾驶位坐好，帮孕妇系好安全带；开车时至少每隔1小时停车短暂休息一下。一般不建议孕妇自驾出行。

步骤6：外出购物时，要避开人流高峰期，提前做好购物计划；购物过程中孕妇不要长时间行走，每隔1小时要适当休息；饥饿时要及时补充能量，购物时间应控制在2小时内。

步骤7：陪同产检时，母婴护理员要带上前期孕检材料；到达医院后要先安排孕妇在候诊室坐下休息再去挂号，然后陪同孕妇候诊；产检结束后，安排孕妇先行休息，再进行缴费、取药，最后陪同孕妇回家。

步骤8：孕妇外出散步应选择晴好、温度适宜的天气，母婴护理员应陪同外出，并时刻注意孕妇的安全；孕妇感受不适时要及时休息或停止散步。

三、注意事项

1. 如果必须乘车外出，可事先准备塑料袋，以防空气不流通引起呕吐。
2. 怀孕晚期如果需要外出旅行，应与医生协商，在取得医生同意并掌握了注意事项后才能出行。
3. 孕期血糖值变动较大，随身备好可快速补充能量的食物等。
4. 避免吃生冷、不干净的食物，以免造成消化不良、腹泻等身体不适。
5. 避免前往交通不便、蚊虫多的地区。
6. 雾霾、高温、高湿、寒冷、雨雪天气，非必要尽量不外出。

学习单元5　孕妇产前准备指导

为迎接新生命的到来，每个家庭都应做好充足的心理准备和物资准备。

对于孕妇而言，产前准备主要涉及三个方面。

一是精神准备，孕妇应时刻保持愉悦的心情期待婴儿降生，放松心情，不要过度焦虑、紧张；家属与母婴护理员应为孕晚期的孕妇创造良好的生活环境。

二是身体准备，孕妇孕晚期必须保证身体健康、营养全面、体力充沛；分娩时体力消耗较大，因此分娩前必须保证充足的睡眠，临近预产期时应在医生指导下适度运动。

三是物资准备，分娩时所需要的物品，怀孕期间应陆续准备好，不应等到预产期临近时突击准备；临产前把已经准备好的物品进行归纳，放在家庭成员都知道的地方备用。

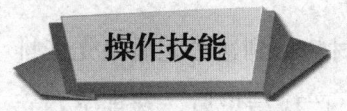

临产物资准备

步骤1：准备就诊材料，包括结婚证、医保卡、夫妻双方身份证、户口本、孕期检查单据、献血证（如有）、住院经费等。

步骤2：准备住院待产物资。

1. 洗漱用品：盥洗盆2个、毛巾2条、牙膏1支、牙刷1把、洗发液1瓶、沐浴液1瓶等。

2. 生活用品：纸巾、指甲剪、垃圾袋、束腹带、洗衣用品、产后卫生棉、洗洁精等。

3. 换洗衣物：睡衣或宽松的衣服、哺乳衣、内裤（首选纯棉的大内裤，或一次性内裤）、哺乳文胸、防滑拖鞋、袜子等。

4. 防护用品：外科口罩1~2盒、消毒湿巾1~2包。

5. 娱乐用品：手机、充电器、耳机、平板电脑、书籍等。

6. 餐具食物：饭盒、筷子、带吸管有刻度的水杯、巧克力、运动饮料等。

7. 哺乳用品：防溢乳垫、吸奶器、喂水奶瓶等。

8. 其他物品：睡眠不佳者，可以准备眼罩和耳塞。

步骤3：准备新生儿物品。

1. 寝具：婴儿床1张、床垫1个、纯棉床单和被子2~3套、睡袋1个。

2. 衣物：长短内衣各2~3件，连身衣2~3件，外套2件，软鞋、棉袜各1~2套，小号尿布2包，纱布手帕几块，围兜2~3个。注意，衣物必须是纯棉的，且经过清洗消毒。

3. 浴具：浴盆、浴垫各1个，大小浴巾各2条，婴儿专用洗发液、沐浴液各1瓶，婴儿爽身粉、护肤油各1瓶，棉签1盒，棉球若干。

4. 食具：大小奶瓶各2个、奶嘴2~3个（配合新生儿成长，应首先使用S型或0~6个月适用的奶嘴）、奶瓶刷1个、消毒锅1个、围嘴2个、消毒纱布若干。

母乳喂养者需要准备防溢乳垫、吸奶器、喂水奶瓶；人工喂养者则需准备奶瓶、奶嘴、消毒专用锅、奶瓶刷、围嘴等。

5. 家庭药箱：感冒药、退热药、助消化药、止泻药、碘伏、酒精、开塞露、医用消毒纱布、医用绷带、胶布卷、消毒棉签、创可贴、剪刀、镊子、体温计等。

6. 其他：婴儿手推车1辆、婴儿指甲钳1把、背带1个。

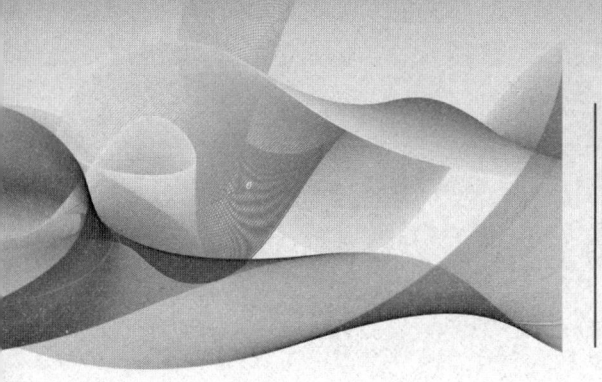

职业模块 ②

照护产妇

培训课程 1

饮食照护

学习单元 1　产妇饮食要求

母乳喂哺婴儿的产妇，不仅要保证自身营养需求，还必须保证婴儿的营养供应，因此要强化饮食营养供给。除了需要补充充足的蛋白质和能量以外，还要补充维生素、膳食纤维、矿物质等。此外，产妇需多食富含蛋白质和汤水丰富的食物，以促进乳汁分泌，促进产后机体恢复。

一、产妇基础营养需求

1. 蛋白质需求

产妇产后体质虚弱，身体恢复、哺育婴儿都需要大量蛋白质。产妇每日需摄入优质蛋白质 90~100 克，较正常女性多 20~30 克。

动物性食品如鸡蛋、肉类、鱼虾等可提供优质蛋白质，宜多食用。产妇每天摄入的蛋白质应保证至少有 1/3 来自动物性食品。豆类食品能提供质量较好的蛋白质和钙，也应多食用。

2. 热量需求

人体的热量来源于每天所吃的食物中所含的碳水化合物、脂肪、蛋白质。供给热量的营养物质在膳食中所占的比例，可因在机体中的作用、饮食习惯和食品的种类而不同。一般情况下，膳食总热量的 60%~70% 来自碳水化合物，16%~25% 来自脂肪，10%~14% 来自蛋白质。

产妇每日需要的热量高达 3 000~4 000 千卡。碳水化合物是热量的主要来源，因此，产妇宜多吃碳水化合物丰富的食物（糖尿病患者需遵医嘱），但是仅靠碳水化合物是远远不能满足产妇需要的,还需要摄入动物性食品和坚果类食品。

3. 脂肪需求

脂肪是人体的重要营养物质和储能物质,正常人每日饮食中都应摄入适量的脂肪。但过量摄入脂肪对人体会产生一定危害。

产妇因哺乳需要,每日每千克体重摄入 1 克脂肪即可。母乳脂肪含量不足会影响乳汁的分泌,进而影响婴儿的生长发育;母乳脂肪含量过高会引发婴儿肥胖、消化不良、积食、腹泻等。另外,高血脂、高血压、糖尿病患者应少食或禁食高脂肪食物。

4. 维生素需求

产妇除维生素 A 需求量增加较少外,其余各种维生素需求量均较怀孕前增加一倍以上。因此,产后膳食中各种维生素含量都应适当增加,以维持产妇的自身健康,促进乳汁分泌,满足婴儿生长需要。

5. 矿物质需求

(1)钙元素需求。哺乳会令产妇钙元素流失,缺钙会导致腰痛、腿痛、骨质疏松等问题。所以,产妇必须摄取足够的钙质,在保证自身需求的同时,满足婴儿生长发育的需要。

(2)铁元素需求。铁是构成血液中血红蛋白的主要成分,怀孕时扩充血容量及胎儿需要,分娩时失血,哺乳时铁元素继续流失,因此,产后补铁是非常必要的,产妇膳食里一定要有富含铁的食物。

6. 促进伤口愈合营养素供给

为了促进伤口愈合,在照护产妇膳食时,应适当增加富含胶原蛋白及维生素的食物。

7. 预防便秘营养素供给

产妇产后初期需要卧床静养,活动量少,很容易发生产后便秘现象,这对产妇身体恢复不利。为了防止发生产后便秘,必须多摄入膳食纤维含量丰富的食物。

二、产妇膳食配制要求

产妇膳食在均衡营养的基础上,一定要遵循"一排、二调、三进补"的阶段性进补原则。产后胃肠功能尚未恢复正常,食物不可油腻、辛辣,应以清淡、易消化、营养丰富的食物为主。产后 24 小时内应以进食流质或半流质食物为主,如小米粥、鸡蛋汤、汤面等。随着体力的恢复与食欲的增加，可以进食普通食物，包括肉、蛋、奶、豆制品、新鲜的蔬菜以及水果等，以促进乳汁分泌。

1. 多样性原则

产妇的饮食要相对丰富，品种多样，以保证营养均衡；除有禁忌的食物外，产妇均应适当食用，不挑食，避免偏食，保持荤素搭配、粗细搭配、干稀搭配。

2. 荤素搭配原则

鸡、鸭、鹅、鱼、虾、蛋、猪瘦肉、猪蹄、牛肉、羊肉等食材中含有丰富的蛋白质、氨基酸、多种维生素，含有铁、钾、钙、镁、钠、锌、硒等矿物质；蔬菜、水果、薯类富含维生素和膳食纤维。这些营养物质是构成人体组织、器官的重要成分，可以增强身体免疫力、促进肠道蠕动缓解便秘。

产妇饮食不能一味追求高热量的肉类食材，食肉过多不利于胃肠蠕动，会影响消化吸收。因此，产妇每餐的食物要同时适度供应肉食、蔬菜、水果，荤素搭配，避免偏食，保证营养全面。

3. 清淡、营养原则

清淡、有营养的食物通常是指总热量较低，具有低盐、低糖、低胆固醇等特点，易于消化吸收且营养丰富的食物。谷物、蔬菜、豆类、水果及海鲜等均是清淡、营养的食物，但通常不包括采用油炸、油煎、烧烤等方法烹调的食物。清淡、营养原则下应采用的烹调方法以蒸、煮、炖、煲为佳。

4. 少食多餐原则

少食多餐可以减轻胃肠负担，有利于食物消化和吸收，能有效缓解胃肠不适症状。但是，长期少食多餐，会影响胃肠道的正常生理功能，可能会出现胃肠道功能紊乱、消化不良等情况。因此，少食多餐应在医生的指导下进行。

5. 一排、二调、三进补

（1）产后第一周，开胃为主，口味清淡、少盐，忌油腻、辛辣。产后第一周，产妇处于恢复的关键时期，需要较多的能量、营养来保证母乳喂养、促进机体修复。产妇饮食应加强营养，保持各种营养物质均衡摄入，大部分米、面、肉类、蔬菜、水果等都可以适当进食。

（2）产后第二周，温补调理为主。产妇可以多喝汤（花生猪脚汤、鲫鱼汤、鸡汤等），肉、蛋、奶制品、豆制品、水果、蔬菜等也要多吃。这些食物营养价值高，能够促进乳汁分泌，有助于产后身体恢复。

(3) 产后第三周，饮食要合理搭配，保证营养丰富且充分。产后第三周，产妇食欲基本恢复正常，蛋白质、维生素、矿物质、脂肪等都要合理摄入，尽量清淡，避免辛辣刺激性食物及生冷食物。

产妇应每天适量增食牛奶、鸡蛋、鱼肉汤、排骨汤等食物，以补充机体所需的蛋白质；增食油菜、白菜、芹菜、苹果等，补充维生素和膳食纤维；适当摄入猪肝、鱼、虾等食物，保证钙、铁等供给。

6. 产妇饮食特点及要求

(1) 产后前2天，产妇的消化能力弱，可给予易消化、不油腻的食物，促进乳汁分泌，但不要喝过多的汤。

(2) 顺产者产后2天内以清淡、稀软、易消化饮食为主，逐渐恢复普通饮食；会阴裂伤严重者，产后一周内应进食无渣饮食。

(3) 剖宫产结束6个小时后，口渴的产妇可喝些温开水或煮制晾温的萝卜水；产妇胃肠功能恢复后，可给予流质饮食1天（不宜饮用牛奶、豆浆和含糖量高的饮品，以免造成肠胃胀气不适），然后再改食半流质饮食1~2天，再进食普通饮食。

1) 流质饮食。流质饮食呈液体状态，不含任何渣滓，易于吞咽和消化。流质饮食适用于极度虚弱无力咀嚼食物的产妇。流质饮食营养不足，只能短期作为过渡期膳食应用。

流质饮食主要包括：过滤的肉汤、排骨汤、菜汤、米汤、红豆或绿豆汤，各种菜汁、果汁、牛奶、豆浆等。

2) 半流质饮食。半流质饮食介于软食与流质饮食之间，外观呈半流体状态，比软食更易消化，是限量、多餐次进食形式，适合产褥期和剖宫产产妇食用。

常见无油半流质饮食主要包括：大米粥、小米粥、燕麦粥、面条、米糊、鸡蛋羹等；少油半流质饮食包括：瘦肉粥、海鲜粥、排骨粥、豆腐脑等。

三、产妇饮食注意事项

产妇分娩后，身体比较虚弱，饮食方面禁忌较多。

1. 产后第一天忌喝催乳汤

产后第一天，产妇的乳腺管还没有完全畅通，如果此时喝催乳汤，由于新生儿食量很小，激发出的大量乳汁易造成乳腺堵塞，产妇可能出现泌乳热、乳房胀痛、乳腺炎等。

2. 产后一周内忌喝老母鸡汤

老母鸡汤含有很高的雌激素，会使产妇身体里的雌激素含量增多，催乳素含量减少，进而抑制乳汁分泌，导致乳汁不足，甚至出现回奶现象。另外，根据中医学理论，虚不受补，产后体虚者不宜立刻大补。

3. 哺乳期禁食回奶食物

回奶食物包括韭菜、苦瓜、山楂、香椿、马蹄、黄花菜、八角、茴香、大麦及其制品（如大麦芽、麦乳精、麦芽糖等）。

4. 忌食生冷、寒凉、辛辣食物

生冷、寒凉食物，如雪糕、冰激凌、冷藏及冰冻饮食等，会刺激胃肠道，影响脾胃健康，导致消化不良、腹泻等。辛辣刺激性食物，如韭菜、大蒜、辣椒、胡椒、小茴香、咖啡、酒等，会导致产妇上火、口舌生疮、大便秘结、痔疮发作等，且会通过乳汁使婴儿内热加重。

5. 忌食油腻、酸涩收敛食物

产后一周内，产妇胃肠较虚弱，过于油腻的食物，如肥肉、猪油、花生米等应尽量少食，以免引起消化不良。油炸食物营养不足，不易消化且增加肠胃负担，不应多吃。酸涩收敛食物，如乌梅、莲子、柿子等，有阻滞血行的效果，不利于恶露排出。

6. 忌食过咸食物

盐中的钠可引起水潴留，严重时会造成水肿。产妇食盐摄入量要适宜，一般一天5克左右为宜，但无须禁盐。产后出汗多，体内容易波动性缺水、缺盐，严重者会导致身体里电解质失衡，以及食欲不振、身体无力等。

7. 忌食过硬、不易消化食物

产妇胃肠功能较弱，加上运动量小，坚硬、油炸、油煎和肥厚油腻的食物不利于产妇消化、吸收，往往还会导致消化不良。

学习单元2　哺乳期菜肴制作

哺乳期是指产妇开始母乳哺育新生儿到停止哺乳的时期，一般为12～24个月，但 10 个月后，母乳的产量和质量都会逐渐下降，不能满足婴儿的营养需求，需要添加辅食来补充。

哺乳期产妇的膳食配制需营养全面、均衡、充足，品种多样，利于消化吸收。营养物质摄入不足不仅影响产妇的健康状况，还会影响乳汁分泌和乳汁质量，进而影响母乳喂养婴儿的生长发育。

制作哺乳期菜肴有以下几方面要求：

1. 供给充足的优质蛋白质

如果产妇每日摄入蛋白质总量不足，乳汁分泌量会减少，还会影响乳汁中的营养成分。为满足产妇对蛋白质的需要，制作哺乳期菜肴时一般建议参照孕前每日增加摄入蛋白质 20 克。鱼、虾、鸡、鸭、鹅、禽蛋、猪瘦肉、大豆类食物是优质蛋白质的良好来源。

2. 增加含钙多的食物

为保证乳汁中钙含量的稳定、母体的钙平衡及后续骨健康，产妇应增加钙摄入，如每日可饮奶 500 毫升。为增加钙的吸收和利用，产妇也应注意补充维生素 D 或适当进行户外活动。

3. 增加海产品食物

鱼、虾等蛋白质含量丰富，富含不饱和脂肪酸，牡蛎富含锌，海带、紫菜富含碘。这些营养物质都是婴儿生长发育，尤其是脑和神经系统发育需要的。

4. 多食汤品

产妇乳汁分泌量与每天摄入的水量密切相关，摄入水量不足时，乳汁分泌量会减少。产妇每天至少需摄入 2 000 毫升汤水。

5. 重视蔬菜、水果摄入

新鲜的蔬菜、水果含有丰富的维生素、矿物质、膳食纤维，可促进食欲，增加胃肠蠕动，防止便秘，促进乳汁分泌，是产妇不可缺少的优质食物。

6. 食物多样

产妇的膳食应是多样化的平衡膳食，以满足营养需要为原则。母婴护理员在制作菜肴时应当帮助产妇选择、分配食物，避免营养不均衡的问题。

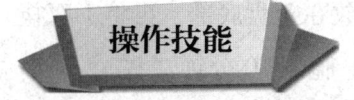

操作技能

【操作任务1】

清蒸鲈鱼

清蒸适用面很广，新鲜的蔬菜、禽蛋、肉类、海产品等都适用，代表性的菜品有清蒸大闸蟹、清蒸鲈鱼、清蒸乳鸽等。

鲈鱼肉质细嫩，富含蛋白质、钙、铁、锌等，具有健脾益肾、补气安胎、促进乳汁分泌等功效。哺乳期吃鲈鱼，既补身、促进乳汁分泌，又不会营养过剩而导致肥胖。清蒸鲈鱼如图2-1所示。

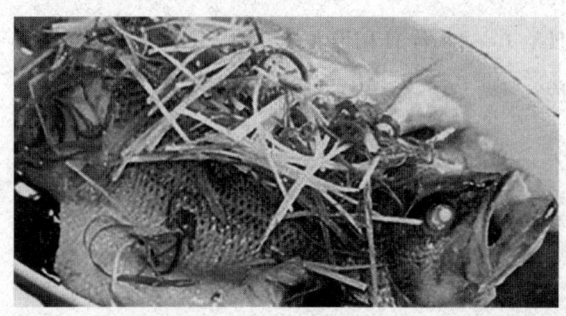

图2-1 清蒸鲈鱼

一、操作准备

1. 主料：鲈鱼1条（约500克）。

2. 辅料：精盐5克、大葱1棵、姜30克、青椒1个、红椒1个、蒸鱼豉油30毫升、食用油100毫升、料酒15毫升、蚝油15克。

3. 用具：蒸锅、案板、刀具、碗筷、鱼盘等。

二、操作步骤

步骤1：去除鱼鳞、鱼鳃、内脏，清除苦胆、腥线，清洗干净，沥干水分。

步骤2：在鱼身两侧轻划几刀，将料酒、蚝油、精盐均匀涂抹在鱼身内外，腌制20分钟左右。

步骤3：大葱清洗干净切丝，姜清洗干净分成4份，1份切丝、3份切片。

步骤4：青椒、红椒清洗干净，沥干水分，去籽切成5厘米长丝。

步骤5：3份姜片，1份塞进鱼肚子里；1份均匀摆放在鱼盘底部，再将1双筷子分开摆放于姜片上，鱼放在筷子上；1份放在鱼上面，腌制10分钟左右。

步骤6：蒸锅放水、上火烧开，鱼盘放入蒸锅大火蒸3分钟取出，倒掉鱼盘里的汤汁。

步骤7：鱼盘再度放入蒸锅继续蒸8分钟，关火再焖2分钟。这样可保证鱼熟后无腥味。

步骤8：取出蒸熟的鱼，倒掉鱼盘里的汤汁和姜片；在鱼身上摆上姜丝、葱丝、青椒丝、红椒丝。

步骤9：炒锅放入少量食用油烧至八成热，把热油均匀浇在鱼身上。

步骤10：散去油气后，把蒸鱼豉油均匀淋在鱼身上即可。

三、注意事项

1. 鲈鱼不要从肚子部位取内脏，用筷子从鱼嘴里把内脏绞出来。

2. 鲈鱼富含DHA（一种不饱和脂肪酸），DHA不耐高热，烹制时建议采用清蒸方法，不建议油炸。

【操作任务2】

煮制鲫鱼豆腐汤

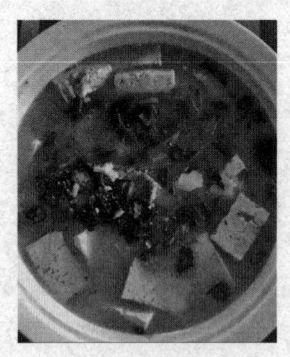

图2-2 鲫鱼豆腐汤

鲫鱼豆腐汤（见图2-2），具有促进乳汁分泌、清热解毒的功效。鲫鱼富含蛋白质及钙、磷、铁等，性味甘平，和中补虚；豆腐富含蛋白质、脂肪、维生素和矿物质，清热润燥、健脾益胃。

一、操作准备

1. 主料：鲫鱼1条（300~400克）、豆腐250克。

2. 辅料：猪油10克、大葱10克、姜5克、料酒10毫升、精盐3克、香菜5克。

3. 用具：砂锅、炒锅、炒勺、刀具、洗菜盆等。

二、操作步骤

步骤1：鲫鱼宰杀后，清除鱼鳞、鱼鳃、内脏、鱼腹黑膜、苦胆（注意不要弄破）、腥线，清洗干净，沥干水分备用。

步骤2：姜洗净切薄片，大葱洗净切小段，香菜洗净切末。

步骤3：豆腐切小块，放入开水锅中焯烫一下捞出备用。

步骤4：炒锅洗净后点火、烧干水分后，放入猪油化开。

步骤5：猪油化开后放入鲫鱼，用中小火煎成红褐色后放入砂锅。

步骤6：炒锅中放入姜片、葱段翻炒出香味后倒进砂锅。

步骤7：砂锅中倒入开水、料酒，水要高过鲫鱼2～3厘米。

步骤8：砂锅置于火上，大火煮开，并保持大火煮10分钟左右。

步骤9：豆腐放入砂锅煮开，转中火慢煮5分钟左右，至汤色乳白、浓稠。

步骤10：将精盐、香菜末放入砂锅中搅拌即可。

三、注意事项

1. 鲫鱼放入砂锅后，应加入开水，这样煮出来的汤汤色乳白且味道鲜美。

2. 加入开水后，一定要大火煮10分钟以上，小火出清汤，大火出白汤。

3. 精盐要最后放，这样既不会破坏营养，又不会影响口感。

【操作任务3】

炒制莲藕瘦肉丝

莲藕富含膳食纤维、维生素、铁、钙等，营养丰富，清淡爽口，具有润燥养阴、清热生乳的功效。莲藕加瘦猪肉共同炒制成莲藕瘦肉丝（见图2-3），素荤搭配，有滋阴养血、健脾和胃的功效，适合体倦、乏力、干咳等产妇食用。

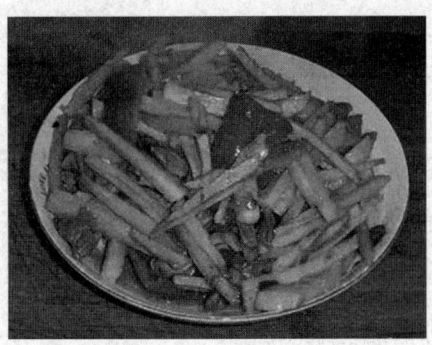

图2-3 莲藕瘦肉丝

一、操作准备

1. 主料：莲藕100克，瘦猪肉50克，青椒、红椒各半个。

2. 辅料：精盐5克、姜10克、葱10克、食用油20毫升。

3. 用具：非铁质炒锅、炒勺、洗菜盆、刀具、碗筷等。

二、操作步骤

步骤1：瘦猪肉清洗干净，沥干水分，切丝。

步骤2：姜清洗干净，切成丝；葱清洗干净、切成片。

步骤3：猪肉丝、2克精盐、姜丝放入碗中，抓拌均匀后腌制5分钟。

步骤4：莲藕清洗干净，先将整条藕切成5~6厘米长的藕段，纵切成1厘米厚的藕片，再切成0.5厘米粗的长条。

步骤5：青椒、红椒清洗干净，切成丝。

步骤6：炒锅放油上火烧热，小火将腌好的瘦肉丝炒至四成熟，盛入碗中备用。

步骤7：不用刷锅并保留炒肉丝的油，上火烧热，放入葱片炒香。

步骤8：将莲藕条放入炒锅，旺火翻炒，待半熟后加入炒过的瘦肉丝、青椒丝、红椒丝、精盐继续翻炒。

步骤9：熟制后起锅、装盘即可。

三、注意事项

1. 购买莲藕时应尽量选择九孔脆藕。

2. 如果莲藕闻起来有异味，藕皮发黑，则不宜食用。

3. 煮、炒莲藕时尽量不要用铁质锅具，以免莲藕变黑，影响观感和食欲。

【操作任务4】

花生黄豆炖猪蹄

猪蹄又叫猪脚、猪手，富含胶原蛋白，有益于保持皮肤柔软、细腻，指甲有光泽。黄豆中含有丰富的蛋白质，可以提高人体免疫力，降低人体胆固醇。花生具有高脂肪、高热量的特点，蛋白质及钙、铁、磷、锌等矿物质含量丰富，还含有多种维生素和丰富的卵磷脂。

花生黄豆炖猪蹄（见图2-4）营养价值非常高，具有美容养颜、滋补气血、促进乳汁分泌的作用。

一、操作准备

1. 主料：猪蹄2个，黄豆、花生各100克。

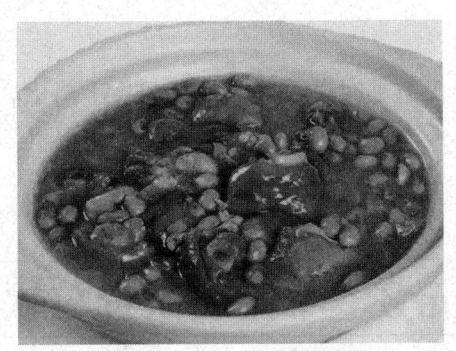

图2-4 花生黄豆炖猪蹄

2. 辅料：葱、姜各20克，精盐5克，冰糖10克，料酒20毫升，老抽、生抽各15毫升。

3. 用具：炒锅、炒勺、洗菜盆、刀具、碗盘、砂锅、镊子等。

二、操作步骤

步骤1：黄豆、花生放在碗里，加清水浸泡2个小时左右。

步骤2：新鲜猪蹄清洗干净，从中间切为两块，再依次剁成3厘米长的块状。

步骤3：炒锅中倒入适量清水，大火烧开，放入初加工好的猪蹄块，煮约3~4分钟。

步骤4：捞出煮好的猪蹄，用凉水冲净浮沫，放入盘中。如猪蹄上有绒毛，可以用镊子夹掉。

步骤5：葱、姜清洗干净，葱切段，姜切片。

步骤6：砂锅清洗干净，放入葱段、姜片、猪蹄块、冰糖、黄豆、花生、料酒、老抽、生抽。

步骤7：向砂锅内注入清水，水要漫过食材2厘米左右，盖上砂锅盖，置于灶具上大火炖煮10分钟左右。

步骤8：掀开砂锅盖，用炒勺将表层浮沫撇去，然后搅动几下食材，转成小火慢炖一个半小时左右。

步骤9：掀开砂锅盖，加入精盐，搅拌均匀继续炖煮30分钟以上即可。

三、注意事项

1. 猪蹄上残存的绒毛，焯水后使用镊子更容易拔除。

2. 猪蹄焯水时，锅中的水量要能够完全没过猪蹄。

3. 猪蹄置于砂锅中炖煮10分钟左右，要掀开砂锅盖，搅动几下食材，避免猪蹄粘到砂锅底部。

4. 炖煮时间不少于2个小时，以确保口感和易于消化。

学习单元3　半流质饮食与软食制作

一、半流质饮食

半流质饮食介于软食与流质饮食之间，是一种比较稀、软、烂，易消化、易咀嚼、无强烈刺激的呈半流质状态的食物。

半流质饮食要尽量保持营养相对均衡，每天饮食中热量供应需为1 500～2 000千卡，蛋白质应达到正常供给量，各种维生素及矿物质要适当补充。食用半流质饮食要少食多餐，一般每隔2～3小时进食一次，每天进食6次左右。

半流质饮食种类很多，主食可选择大米粥、小米粥、二米粥、蔬菜粥、南瓜粥、面条、面片、馄饨。肉类可选择瘦猪肉、鸡肉、鱼、虾等。将肉剁成肉末放入粥里，或剁成泥，制成小丸子、做汤食用。蛋类可制作成蛋羹、蛋花汤等食用。乳类及其制品可选择乳酪、奶油、黄油、牛奶等。豆类应制成豆腐、豆浆、豆腐脑食用。水果及蔬菜可制成果汁、菜汁、碎菜叶食用。

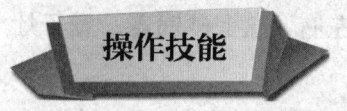
操作技能

蔬菜瘦肉粥制作

蔬菜瘦肉粥（见图2-5）是比较常见的一种粥类食物，口味清爽、营养丰富，含有丰富的蛋白质、脂肪、碳水化合物、膳食纤维、B族维生素等营养物质。

一、操作准备

1. 主料：大米50克、猪瘦肉100克、小油菜2颗。

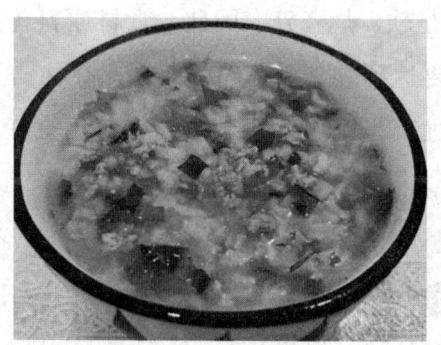

图 2-5 蔬菜瘦肉粥

2. 辅料：姜 5 克、精盐 3 克、料酒 15 毫升、香油 5 毫升、小葱 1 根。

3. 用具：砂锅、勺子、碗筷、刀具、洗菜盆等。

二、操作步骤

步骤 1：猪瘦肉清洗干净，剁成馅，放精盐、料酒腌制 20 分钟。

步骤 2：小油菜清洗干净切成碎末。

步骤 3：小葱、姜洗净，小葱切末，姜切片（3 片即可）。

步骤 4：砂锅放入清水 2 000 毫升左右，放入腌制好的肉馅。

步骤 5：砂锅置于灶上，大火煮开，边煮边用筷子搅动肉馅。

步骤 6：煮开 1~2 分钟后，用勺子撇去表层浮沫。

步骤 7：清洗好的大米、姜片入锅，大火烧开，转小火煮制 30~40 分钟。

步骤 8：砂锅离火，加入油菜末、葱末、香油，用勺子搅拌均匀即可。

三、注意事项

1. 制作蔬菜瘦肉粥，蔬菜可依据季节选用，如小白菜、嫩芹菜、菠菜等。

2. 肉馅入锅后，应用筷子将肉馅快速打散，避免结成大块。

3. 蔬菜要砂锅离火后放入，并上下搅拌均匀；放入蔬菜后不宜再盖锅盖，以免蔬菜颜色变暗，影响观感和食欲。

二、软食

软食是一种介于流质饮食和普通饮食之间的食物状态，较易消化。软食具有质地软嫩、少渣、易咀嚼、易消化吸收、对胃部刺激较小等特点，适用于体质虚弱的产妇。

软食的主要特性就是软、烂、碎。因此,食材原料首先需切碎,制作时要煮透、炖烂或煮烂。食物要达到软、烂、碎的效果,往往需要炖煮较长时间,必然导致食物中的维生素,尤其是维生素C流失。在选用烹饪食材时,应保证营养素满足需求,且应色、香、味俱佳,能激发食欲。

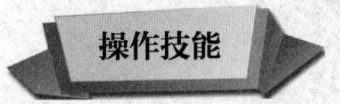

制作馄饨

馄饨(见图2-6)富含碳水化合物与蛋白质,往往还配有清香可口的汤,能够促进消化液的分泌,增进食欲、促进消化。

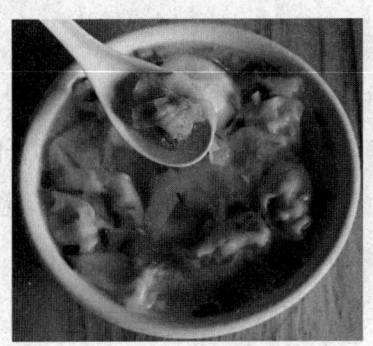

图2-6 馄饨

一、操作准备

1. 主料:五花肉250克、馄饨皮30~50张。

2. 辅料:生抽15毫升、老抽5毫升、蚝油10克、精盐3克、大葱50克、姜30克。

3. 底料:紫菜2克、小葱1根、香菜1棵、精盐2克、胡椒粉1克、香油2毫升、虾皮2克(若产妇为过敏体质则不放虾皮)。

4. 用具:煮锅、漏勺、汤勺、案板、刀具、绞肉机、洗菜盆、碗筷等。

二、操作步骤

步骤1:五花肉洗干净、去皮、切成块,用绞肉机绞成馅或手工剁成馅。

步骤2:大葱、姜洗干净,切末;小葱、香菜洗干净,切末。

步骤3：肉馅放入大碗，再放入生抽、老抽、蚝油、精盐、大葱末、姜末。

步骤4：将肉馅与辅料按同一方向搅拌均匀，直到馅料黏稠上劲。

步骤5：取馄饨皮，置入适量肉馅，包制馄饨生坯。

步骤6：锅中放水，大火烧开。

步骤7：烧水等待过程中用底料调制馄饨汤。紫菜等底料是一碗馄饨的量，馄饨分几碗，小葱末、香菜就分几份，每碗投入一份。

步骤8：水开后放入馄饨生坯，大火煮开，转中火持续煮3~5分钟。

步骤9：水开后，从锅中盛少量汤放入底料碗，搅拌均匀。

步骤10：馄饨煮熟后，捞进碗里稍微晾凉即可食用。

三、注意事项

1. 挑选五花肉的时候要选择肥瘦相间（肥瘦比3∶7）的肉，这样做出来的馄饨口感会更好。

2. 搅拌肉馅时，要沿同一方向搅拌，尽量多搅拌一会，直至肉馅黏稠上劲。

3. 包制馄饨时，填馅要适量，不能露馅，馄饨皮边上沾点水捏起来可使粘接更为牢固。

4. 煮制馄饨过程中要用漏勺不时推动馄饨生坯，防止馄饨粘连。

学习单元4　卧床产妇饮食照护

一般情况下，顺产产妇在分娩后2~3日内应卧床休养，需要辅助喂食、喂水；剖宫产产妇或伴有其他疾病产妇卧床休养时间相对较长，进行相关照护工作需遵循医嘱。

一、产妇饮食常见类型

1. 普通饮食

普通饮食一般包括易消化、无刺激性的食物，要求营养均衡、可口、色香味俱佳，适用于无特殊饮食要求的产妇。

2. 软食

与普通饮食相比，软食以软烂为主，水分更多，易于咀嚼消化，如软饭、面条、切碎煮烂的菜和肉等，适用于消化不良、咀嚼不便、低热、术后恢复阶段的产妇。

3. 半流质饮食

半流质饮食介于软食和流质饮食之间，呈半流体状态，易于消化和吸收，如粥、面条、鸡蛋羹、馄饨、豆腐等，适用于发热、体弱，患消化道疾病、口腔疾病，手术后消化不良、吞咽困难的产妇。

4. 流质饮食

流质饮食呈液体状，不用咀嚼，易于吞咽、消化吸收，如牛奶、豆浆、稀藕粉、米汤、果汁等，适用于手术后病情严重、高热、吞咽困难、患有口腔疾病或急性消化道疾病的产妇。

二、产妇饮食"六宜"与"四忌"

针对产妇消化系统的变化，母婴护理员要帮助产妇养成健康的饮食习惯，在日常饮食中做到"六宜"和"四忌"。

1. "六宜"

（1）宜缓。进食要细嚼慢咽。

（2）宜软。食物要熟、烂、软。

（3）宜温。食物不可过热或过凉。

（4）宜早。早餐不可少，晚餐要趁早。

（5）宜少。每餐保持七、八成饱，可少吃多餐。

（6）宜淡。食物清淡可口，不宜过咸、过甜或过腻。

2. "四忌"

（1）忌偏食。长期偏食会造成营养不良。

（2）忌暴食。过量的食物会给胃部造成沉重的负担，诱发胆管或胰腺疾病。

（3）忌烫食。过烫的食物或水易造成口腔溃疡，甚至损伤食道。

（4）忌快食。吃饭过快会加重消化系统负担，诱发肠胃疾病。

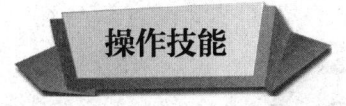

照护卧床产妇进食

一、操作准备

1. 保持进食环境清洁卫生，去除异味及影响观感的物品。

2. 准备好食物，以及碗筷、汤匙、餐巾纸、毛巾、盥洗盆等用品。

3. 评估食物的种类、温度、软硬度是否适合产妇食用。

二、操作步骤

步骤1：根据卧床产妇实际情况，调整坐位、半坐卧位、仰卧位、侧卧位。

步骤2：使用温湿毛巾为产妇擦拭口唇、双手。

步骤3：放置好餐桌，摆放好食物。

步骤4：提示产妇开始进食进水，嘱咐产妇张口，将食物送至产妇口中。

步骤5：嘱咐产妇细嚼慢咽，待口中食物完全吞咽下后再喂下一口。

步骤6：进食完毕后，取盥洗盆和漱口水，让产妇漱口清洁口腔，必要时洗脸。

步骤7：为产妇创设舒适环境，调整好体位进行休息。

步骤8：整理、收纳、清洁餐饮用具、用品，清洁整理用餐环境。

三、注意事项

1. 食物送入产妇口中时不能太靠近后舌根，避免触及会厌部引起干呕；也不能距离舌中过远，以免食物从口中掉落。

2. 给产妇喂食时注意力要集中，不过多与产妇交谈，以免影响产妇进食。

3. 喂食的速度、喂食量要适中，让产妇充分咀嚼、吞咽。

4. 产妇进食过程中如发生严重呛咳、噎食等现象，立即进行急救处理并通知医护人员。

5. 产妇进食后不宜立即活动或仰卧，以防止食物反流引起呛咳。

6. 对不能自理的产妇应每日分次定时喂水。

培训课程 2

生活照护

学习单元1　产褥期生活常识

分娩后,产妇除乳腺外的全身各器官恢复至孕前状态的阶段称为产褥期,一般为6~8周。产褥期是产妇产后恢复的关键阶段,产妇在生理和心理上都会发生巨大转变。

一、产褥期生理变化特点

怀孕期间,为满足胎儿生长发育、分娩和产后哺乳的需要,孕妇各生理系统都将发生一系列变化,如激素分泌增强、子宫随着胎儿成长而逐渐扩张等。而分娩后将会发生一系列反向生理变化。

1. 子宫变化

分娩后产妇子宫即会收缩至与脐平,以后每天下降1~2厘米,产后10~14天子宫逐渐降入盆腔。在胎盘排出后,子宫内膜附着部位会有创面,随着内膜逐渐再生,新生的内膜会修补创面。产后6周左右子宫即可恢复到接近孕前状态。

为加速子宫恢复,产妇生产后,在身体允许的情况下应积极起床活动,及时排空大小便,躺卧时要经常变换体位,不要总是仰卧,避免子宫后倾,防止子宫复旧不全。进行哺乳可使子宫反射性收缩,对于促进子宫复旧非常有益。

2. 腹部变化特点

(1) 腹部松弛。随着怀孕周期的增长,孕妇腹部会不断增大,导致腹部肌肉弹性降低。分娩后,产妇腹部弹性无法立即恢复,腹部会有明显的松弛和下垂。

(2) 腹部隆起。孕期,胎儿在子宫中不断生长,子宫不断扩张;分娩后,子宫在短时间内不能够完全恢复，产妇腹部会呈隆起状态。

（3）腹部妊娠纹。怀孕后，随着胎儿不断长大，孕妇腹部逐渐增大，皮肤过度牵拉或者受到激素水平的影响，腹部多会出现妊娠纹。由于妊娠纹无法立即淡化，因此在分娩后，产妇还可在肚子、大腿等部位发现妊娠纹。

3. 体重变化特点

由于营养物质摄入增多，孕妇体重会较孕前显著增加。正常情况下，分娩前孕妇体重可增加 11～13 千克。

产妇分娩后体重即会减轻 5～6 千克。产褥期由于恶露、汗液、尿液、哺乳等因素，体重会进一步减轻，基本上可以逐渐恢复到孕前的水平。但是，母乳喂养的产妇为了哺育新生儿，产褥期要摄入大量营养物质，再加上运动量相对减少，体重不会很快恢复。

4. 骨盆变化特点

骨盆有支撑身体、保护子宫和膀胱的作用，在孕期则起到保护胎儿、支撑子宫内外液体的作用。分娩将引起盆底肌与筋膜过度扩张导致松弛而脆弱。产妇分娩后应尽快做盆底肌紧缩与放松运动，促进血液循环，加速愈合过程。虽然骨盆肌肉和韧带过度扩张后很难恢复到孕前的状态，但可以通过理疗或者相关锻炼促使骨盆恢复。

5. 阴道变化特点

顺产产妇外阴将因分娩压迫而产生水肿、疼痛，一般在产后数月才逐渐恢复正常。阴道口裸露在外阴部，不再被大阴唇覆盖。分娩后产妇阴道逐渐缩小，阴道壁肌张力逐渐恢复。

产后需要在产科医生指导下及时开展运动锻炼，从而加速会阴部肌肉弹性恢复，使阴道更紧实。初产妇分娩后一周左右，阴道会恢复到原来宽度，经产妇的阴道则无法复原，要比分娩前略宽些。

6. 乳房变化特点

一般情况下，产妇分娩后 3 天内，会分泌大量催乳素，乳房会迅速胀大，并伴有胀痛感。这时候轻轻用手按摩乳房就会分泌出初乳。随着哺乳开始，产妇的乳房会因为哺乳而变大，并有规律的充盈、排空、再充盈、再排空。因此，在哺乳期要注意做好乳房保健和卫生护理，从而避免出现感染等问题。

哺乳期产妇乳房在催乳素和其他激素的共同作用下，乳腺及小叶内导管会明显增多、密集，乳房便会变得大而丰满。断乳后，乳腺进入复旧期，腺泡会出现破裂，细胞会出现崩裂，乳房细胞分泌颗粒会消失，扩大的导管就会变小。3~6个月后乳房会恢复到怀孕前的大小状态，但不再如怀孕前一样坚挺，会出现下垂的现象。

二、产褥期心理变化特点

分娩后的诸多不适持续存在，随着"母亲"这一新角色的建立，护理新生儿成为新的任务，这对于产妇来说压力倍增。部分产妇由于不能较好适应这一角色、任务变化，易情绪不稳定，甚至出现产后抑郁等心理疾病，严重影响产妇身心健康。

产妇在产褥期的心理变化分为三个阶段。

1. 依赖期

分娩后3天内，产妇多在卧床静养，生活起居基本依靠他人的照护。此阶段，产妇及其家人大多沉浸在迎来家庭新成员的喜悦之中。愉快、舒适的生活环境，充分的休息，丰富的营养，较早较多接触新生儿，将有助于产妇轻松、愉快地度过依赖期。

2. 依赖过渡期

产后4~14天，产妇由依赖期向独立期过渡，开始进入依赖过渡期，学习和练习独立护理新生儿。产妇在分娩前、依赖期都是在家人和专业护理人员的照护下度过，到了依赖过渡期，产妇要面对照护新生儿、料理家务等事项，压力骤增，很容易感到压抑。

产妇情感比较脆弱、敏感，太多责任、痛苦的怀孕和分娩过程、独立照护新生儿的压力等，会使产妇感到极度疲劳，如不能获得他人及时的帮助，压抑的情绪将会逐渐加重。产妇会表现为爱哭泣、对周围漠不关心等。此时，家人应加倍关心产妇，丈夫更应主动作为，关心照护产妇和新生儿。

母婴护理员应积极为产妇提供新生儿养护知识和技能，耐心指导并帮助产妇护理和喂养新生儿，鼓励产妇表达自己的情绪并与其他产妇交流育儿经验等，以提高产妇的自信心和自尊感；帮助产妇接纳新生儿、接纳自己，积极应对压抑状态，并能解决新生儿喂养和护理中的问题；及时帮助、指导产妇缓解压抑心理，使其战胜压抑状态。

3. 独立期

产后2周至1个月,产妇、家人和新生儿已成为一个完整的家庭组织系统,新家庭正式形成并开始运转。此时产妇及其丈夫需要面对诸如事业发展、家务承担、哺育新生儿、经营夫妻关系等问题,且夫妻间常会因一些生活琐事发生不愉快,此类不愉快对于产妇来说是很大的精神压力。

产褥期的生活品质直接关系到产妇的身心健康,家人、母婴护理员应尽可能为产妇创造安静、舒适、方便的生活环境,在饮食与情感方面应给予产妇更多支持。丈夫更应在精神、情感方面给予妻子更多安慰,促进产妇顺利度过产褥期。这一阶段产妇自己也要调节好心情,不要过分苛责自己和家人,增加营养摄入,多多休息,争取早日恢复。

三、产褥期生活起居照护

1. 顺产产妇照护

(1) 饮食要求。产妇产后应多喝水,尽量在4~6小时内排尿,防止发生产后尿潴留。产妇在生产后3天内最好吃流质或半流质的食物,如小米粥、大米粥、鸡蛋汤、挂面等,为了预防便秘可以增加富含膳食纤维的炒青菜。产后2~3天,产妇胃口恢复,可开始进食营养滋补品。

产妇的饮食应营养丰富,主食、肉、蛋、奶、蔬菜、水果都要吃,但不宜食用凉寒、冰镇、辛辣刺激性食物。哺乳产妇能量消耗大,要少食多餐。产褥期的产妇因哺乳需要水分比较多,可适当增加粥、汤类食物摄入。

(2) 个人卫生要求。注意口腔卫生,指导产妇早晚用温水刷牙、洗脸,进食后用温水漱口。日常大小便后,可用消毒的温湿毛巾由前至后轻轻擦拭会阴,保持会阴清洁;会阴有切开伤口者,应待伤口愈合后再行沐浴,伤口未愈合前可擦浴;会阴无切开伤口者,只要产妇体质允许,可采用淋浴,但禁用盆浴,以免阴道感染。

(3) 会阴伤口护理

1) 养成规律的排便习惯,适当多摄入富含膳食纤维的食物,避免便秘,从而防止过度用力排便造成伤口再度撕裂。

2) 适度补充水分,适当多摄入有营养的汤水。

3) 伤口血肿:缝合后1~2小时伤口部位出现严重疼痛,甚至出现肛门坠胀感,应及时联系医护人员处理。

4)伤口感染:产后2~3天,伤口局部出现红、肿、热、痛等症状,严重时可能会有脓性分泌物,应及时联系医护人员处理。

5)伤口拆线后裂开:拆线后发生伤口裂开,应及时联系医护人员处理。

(4)运动康复。产妇产后6~12小时即可下床开展轻微活动;从第二天开始,若身体条件允许可以在室内自由走动。适当的活动可增强血液循环,增加食欲,预防下肢静脉血栓形成,促进康复。

 **小贴士**

> 自然分娩的产妇不宜长期使用收腹产品,建议1天内使用时间不要超过10小时。如果想要快速塑形瘦腹,应在使用收腹衣的同时加强锻炼,经常做抬腿、仰卧起坐及产妇操等运动。

(5)母乳喂养。正常出生的足月新生儿,出生后半个小时即可进行母乳喂养,有利于促进乳汁分泌。母婴护理员要指导产妇按需哺乳,采用正确的哺乳姿势及手法。每日应当观察产妇的哺乳情况及乳房是否有硬结,指导其正确的挤奶手法及储存母乳的方法,观察新生儿进食、面色与大小便情况。如新生儿24小时未排大小便或有黄疸症状,要及时报告医护人员处理。

2. 剖宫产产妇照护

(1)饮食要求。术后6小时内应禁食,6小时后可进食米汤等流质食物,避免进食牛奶、豆浆、甜食等易胀气食物。术后第二天可进食粥、鲫鱼汤等半流质食物,之后逐步增加食量。产妇排气后可逐步由半流质饮食过渡到普通饮食,饮食中不能缺失蔬菜、水果。母乳喂养要适当增加营养汤品供应,整体食谱要广泛、营养要均衡合理。

(2)个人卫生要求。术后10天内,要避免伤口沾水,全身清洁宜采用擦浴,腹部切口愈合后可以淋浴,但恶露未排净前禁止盆浴。每天冲洗外阴1~2次,注意不要让阴道被污染。如果伤口红、肿、热、痛,应及时就医,避免伤口感染。

为了方便手术,剖宫产术前通常要放置导尿管,术后24~48小时可拔除导尿管。导尿管拔除后 4 小时左右应提醒产妇排尿，避免发生尿潴留或再次插管，导尿管留置时间过长易引起尿路感染。

（3）术后体位要求。术后 6 小时内应取仰卧位，6 小时后可采取侧卧位，使身体和床成 20°~30°，将被子、毛毯或枕头垫在背后，以减轻身体移动时对切口的牵拉。12 小时后可采取半卧位，多配合翻身，促使恶露排出，利于子宫切口愈合和子宫复位。

（4）运动康复。术后按摩产妇双下肢，促进下肢静脉血回流；术后恢复知觉后，应加强肢体活动，如踝泵运动、屈膝运动、下肢内收和外展运动；术后 6 小时应练习床上翻身、坐起；术后无特殊医嘱要求，12 小时后应下床活动，并逐渐增加活动量，从而增强胃肠蠕动，尽早排气，利于子宫复旧，预防肠粘连及血栓形成，尽早恢复体形。

（5）母乳喂养。术后，在产妇病情稳定及精神状态、体力允许的情况下，应使母婴早接触、早吸吮。母婴护理员要指导产妇按需哺乳，采用正确的哺乳姿势及手法。每日应当观察产妇的哺乳情况以及乳房是否有硬结，指导其掌握正确的挤奶手法及储存母乳的方法，观察新生儿进食、面色与大小便情况。如新生儿 24 小时未排大小便或有黄疸症状，要及时报告医护人员处理。

3. 产后避孕技术指导

避孕方式有多种，夫妻双方可以根据自身情况，选择适合的避孕方法。

（1）计算安全期。安全期避孕是许多年轻人比较喜欢的一种方法，但一般效果不佳，其成功率是各种避孕方法中最低的。因为女性排卵时间可能会因为精神因素、环境因素等变化而发生变化。

（2）使用避孕套。使用避孕套避孕既安全又卫生，成功率非常高，还可以有效防止性传播疾病。

（3）使用宫内节育器。宫内节育器是我国女性使用率较高的避孕方法，但有些女性身体可能无法适应，需要谨慎选择。

（4）使用短效避孕药。使用短效避孕药避孕效果比较可靠，而且不会影响女性的生育能力，但短效避孕药不可以长久服用，可能会导致内分泌失调。

（5）使用事后避孕药。服用事后避孕药，往往是夫妻同房时未采取避孕措施，事后为避孕所采取的补救措施。由于事后避孕药副作用比较大，可能会导致女性月经紊乱、排卵障碍，影响怀孕，所以仅供紧急应对服用。

（6）做结扎手术。结扎手术适用于男女双方，但不适用于还想怀孕的夫妻。

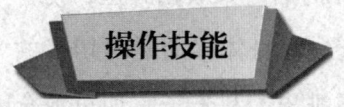
操作技能

【操作任务1】

协助产妇建立侧卧位

侧卧位有利于产妇放松，能使会阴得到充分休息，还能避免对骶骨产生压力。产妇可以根据自己的舒适度，采取侧卧位和其他睡姿交替卧床休息，但不要长时间采取仰卧位，避免引发腰疼。

一、操作准备

1. 环境准备：房间安静，室内温度 22～26 ℃，避免对流风。
2. 物品准备：双摇护理床或平板床 1 张，被褥床单 1 套，枕头 3 个。

二、操作步骤

步骤 1：告知产妇采取侧卧位的目的及配合操作的方法。

步骤 2：站在一侧床边，将产妇头颈部置于枕头上。

步骤 3：一手托住产妇的肩，另一手托住产妇膝关节处将产妇转向对侧；或一手拉住产妇的肩，另一手拉住产妇膝关节处将产妇转向同侧。

步骤 4：在产妇背部垫一个枕头，促使产妇躯干放松靠在枕头上，一侧臂膀支撑于床面，另一侧臂膀向上、向前自然伸展，肘关节与前臂自然、舒适放置。

步骤 5：产妇髋关节、膝关节屈曲，将另一个枕头放在产妇两腿之间，提高产妇的舒适度。

步骤 6：拉起床两侧安全护栏，保护产妇不会从床上滑落。

三、注意事项

1. 要避免大力拖、拉、拽等动作，注意保护产妇局部皮肤不被擦伤。
2. 变换体位过程中要询问产妇的感受，不舒适时及时更换体位。
3. 操作过程中，注意各引流管妥善固定，并避免坠床等意外发生。

【操作任务2】

协助产妇建立半坐卧位

一、操作准备

1. 环境准备：房间安静，室内温度22~26 ℃，避免对流风。

2. 物品准备：三摇护理床1张，被褥床单1套，枕头2个。

二、操作步骤

步骤1：告知产妇采取半坐卧位的目的及配合操作的方法。

步骤2：站在有摇把的床头，将产妇头部床体摇升至50°左右。

步骤3：托起产妇头颈部，在颈后放好枕头。

步骤4：产妇双手自然交叉置于腹部或其他自感舒适的位置。

步骤5：产妇髋关节、膝关节屈曲，将另一个枕头放在产妇膝关节下，使下肢屈曲，防止下滑，提高产妇舒适度。

步骤6：拉起床两侧安全护栏，确保产妇不会从床上滑落。

三、注意事项

1. 要避免大力拖、拉、拽等动作，注意保护产妇局部皮肤不被擦伤。

2. 产妇身体下滑后，要先放低床头，将产妇上移后再重新建立半坐卧位。

3. 半坐卧位不宜保持过长时间，一般持续半个小时左右就应变换体位，防止产妇疲劳和压疮。

学习单元2　擦浴护理技术

产妇分娩后易出汗，饭后、活动后、睡觉时和睡醒后出汗更多，夏天更会出现大汗淋漓，湿透衣裤、被褥的情况，这种现象称为"褥汗"。这是因为产妇孕期积聚于体内的多余水分需要排出体外，且产妇喝热水、热汤、热粥较多，也是出汗多的原因之一。褥汗一般在产后第1~3天较为明显，产后一周左右自行好转。

褥汗虽是产妇的一种生理现象,但是如果护理不当,会对产妇造成诸多不良影响。产妇排出的褥汗中有大量细菌,而产褥期的产妇身体较为虚弱、机体抵抗力较差,容易受细菌侵害。为此,产褥期的产妇必须保持良好的卫生习惯,母婴护理员必须掌握擦浴护理技术。

第一,室温不要过高或过低,冬季室温要保持在20~25 ℃,春季、夏季、秋季室温要保持在28 ℃以下。第二,每天要开窗通风,保持室内空气流通、新鲜,但要避免对流风。第三,产妇不要穿戴过多,盖的被子不宜过厚,在炎热的夏天门窗紧闭、穿厚衣戴厚帽的做法是错误的。第四,出汗多时用温湿毛巾或干毛巾随时擦干,让产妇保持清洁、舒适。操作过程中应特别注意防止产妇吹风、着凉。另外,产妇使用的毛巾及相关卫生用品要专人专用,常换洗、勤消毒,内衣内裤要及时更换。

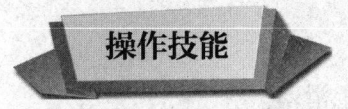

操作技能

【操作任务1】

照护卧床产妇擦浴

一、操作准备

1. 环境准备:室内温度调节至24~26 ℃,关好门窗,避免对流风。

2. 物品准备:小方巾1条、干毛巾2条、浴巾1条、换洗衣物1套,盥洗盆,香皂或浴液,45~50 ℃的热水等。

二、操作步骤

步骤1:盥洗盆内放入45~50 ℃热水约5 000毫升,置于母婴护理员同侧床头柜上。

步骤2:打湿1条干毛巾,清洁产妇面部及颈部,依次擦洗眼、额头、面颊、鼻翼、人中、耳后、下颌、颈部,如图2-7所示。

步骤3:为产妇脱下上衣,用浴巾覆盖产妇胸腹部。

步骤4:湿毛巾清洗干净后,先擦洗干净两上肢(见图2-8),然后取下胸腹部覆盖的浴巾擦拭干净胸部、乳房、腹部，如图2-9所示。

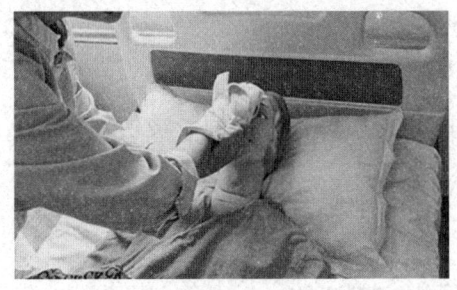
图2-7 清洁面部

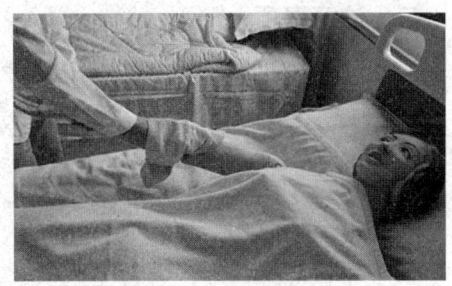
图2-8 擦洗上肢

步骤5：浴巾覆盖好产妇上肢、胸部、腹部，协助产妇面向母婴护理员侧卧。

步骤6：清洗湿毛巾，先擦洗后颈部，再擦拭背部，如图2-10所示。清洁干净后，用干毛巾将产妇身体擦干，协助产妇穿上干净上衣。

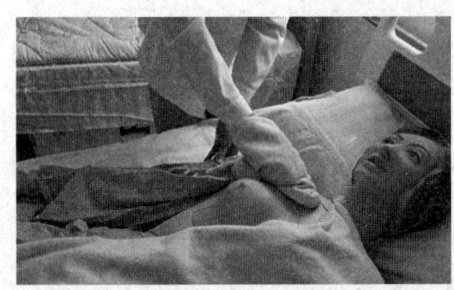
图2-9 擦洗胸腹部

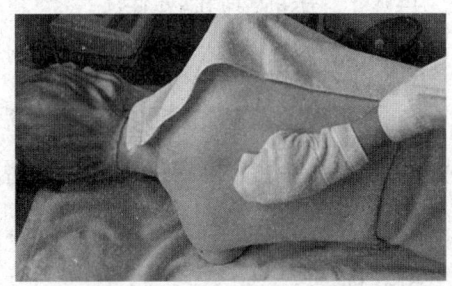
图2-10 侧卧位擦洗背部

步骤7：为产妇脱掉下身衣物，清洗湿毛巾后依序擦洗臀部、双下肢、双足，如图2-11所示。

步骤8：小方巾清洗干净，清洁外阴部。依次清洗外阴、大阴唇、小阴唇、大小阴唇沟、会阴部、肛门，如图2-12所示。

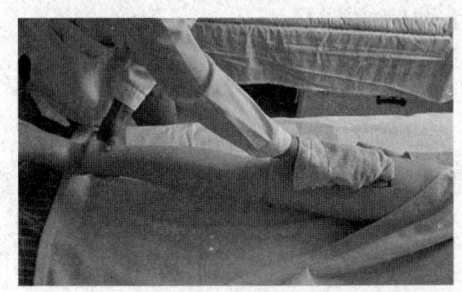
图2-11 擦洗下肢

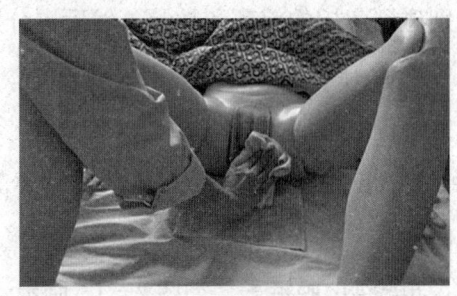
图2-12 擦洗外阴部

步骤9：用干毛巾擦干产妇身体，为产妇穿上干净的裤子、袜子。

三、注意事项

1. 饭后1小时内不应擦浴，以免影响产妇消化或导致胃肠不适。
2. 擦拭、清洁过程中要避免对流风，要防止产妇摔伤、受凉、烫伤等。

【操作任务2】

照护卧床产妇更换衣物

一、操作准备

1. 环境要求：室内温度调节至24~26℃，关好门窗，避免对流风。
2. 物品准备：干净的衣物、袜子等。

二、操作步骤

步骤1：协助产妇躺在床上。

步骤2：脱上衣。

1. 脱套头上衣。先脱下袖子，然后将上衣卷成一个圈，撑着领口从前面穿过产妇的前额和鼻子，再穿过头的后部脱下上衣。

2. 脱开襟上衣。先脱下一侧衣袖，然后将上衣从产妇的背后绕到对侧，脱下另一侧衣袖。

3. 如产妇肢体有伤，脱上衣时要先脱健侧，然后将上衣从产妇的背后绕到患侧。

4. 如产妇出汗较多或身体有异味，可用温水对产妇身体进行清洁后再穿上衣。

步骤3：穿上衣。

1. 穿套头上衣。将上衣卷成一圈，撑着领口，先从脑后再从前面套下来，注意别碰到产妇的前额和鼻子，然后再分别穿上两侧的袖子。

2. 穿开襟上衣。先穿上一侧衣袖，然后将上衣从产妇的背后绕到对侧，再穿上另一侧衣袖。

3. 如产妇肢体有伤，穿上衣时要先穿患侧，然后将上衣从产妇的背后绕到健侧。

步骤4：脱裤子，如图2-13所示。

1. 产妇平躺在床上。

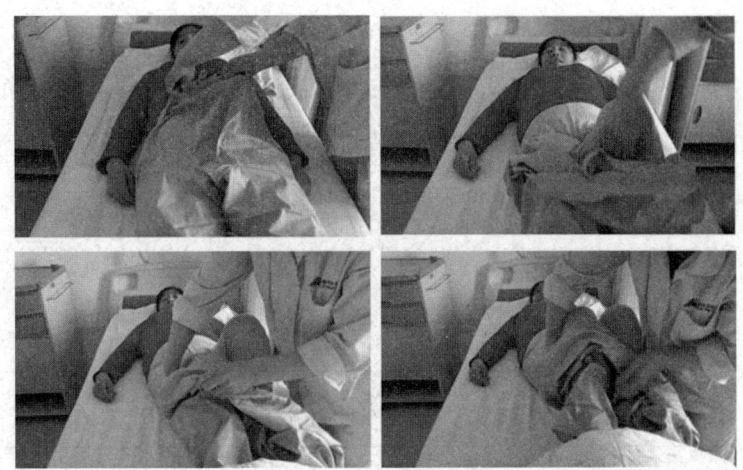

图2-13 卧床产妇脱裤子

2. 解开产妇的腰带,将内裤连同外裤翻卷至臀部以下。

3. 嘱咐产妇抬起双腿,将裤子翻卷脱下或拉住裤脚轻轻拽下。

4. 如果产妇穿的裤子较多,要先脱外裤,再脱内裤,即采用逐件脱离的方法为产妇脱下全部裤子。

5. 根据需要可用温水对产妇身体进行清洁后再穿上裤子。

步骤5:穿裤子。

1. 嘱咐产妇坐稳,抬起双腿;双脚同时由裤腰处分别插入裤腿内,双脚露出裤脚外。

2. 将裤子上提,折至产妇臀部下方,膝关节以下裤腿抚平。

3. 嘱咐产妇双腿弯曲,双脚平踏于床面,非剖宫产产妇双脚发力、抬起臀部,母婴护理员顺势将裤腰提至产妇腰间;剖宫产产妇平躺于床面,母婴护理员一手自产妇臀部穿过托起产妇腰、臀,另一手顺势将裤腰提至产妇腰部。

4. 将裤子整理平整,系上腰带或扣上扣子,工作完成。

步骤6:产妇躺在床上或端坐于椅子上,为产妇脱下脏袜子、穿上干净袜子。

步骤7:安排产妇休息,清洁整理环境卫生,整理、收纳、清洗换下的脏衣物。

三、注意事项

1. 要做好准备工作,将准备更换的衣物按穿脱的先后顺序一一放好。

2. 嘱咐产妇躺好、扶好或坐好,避免摔伤。

3. 穿脱过程要有效配合,按照先后顺序有条不紊进行,换下来的脏衣物要与干净衣物分开放置，避免交叉污染。

4. 给产妇换好衣服后，将该清洗的衣物尽快清洗干净，并清理干净环境。

5. 产妇的衣物与其他人的衣物分开清洗，如果衣物为化纤制品，清洗干净后要用衣物柔顺剂浸泡后漂洗干净再晾晒。

学习单元3　产妇沐浴护理技术

一般情况下，自然分娩且没有切开伤口的产妇，产后第2天身体感觉良好即可沐浴；有切开伤口的产妇，产后3天伤口正常愈合后可以沐浴；剖宫产产妇需要等到拆线1~2天后再行沐浴。

有妊娠高血压综合征、心脏病、严重贫血等内科疾病的产妇，产后出血过多、身体较为虚弱的产妇，剖宫产术后伤口未愈合或伤口感染的产妇均不适合过早沐浴，可采取床上擦浴的方法清洁身体。

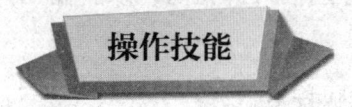

操作技能

照护产妇沐浴

一、操作准备

1. 环境准备：环境温度调节至26℃左右，关闭门窗，避免对流风。

2. 产妇准备：产妇精神状态、情绪良好，伤口已愈合。

3. 物品准备：浴巾1条、毛巾2条、沐浴液、洗面奶、洗发液、护发素、干净衣物、水温计、盥洗盆、吹风机、梳子等。

二、操作步骤

步骤1：为产妇准备好沐浴用品。

步骤2：关好浴室门窗避免对流风，将浴室温度调节至26℃，水温调节至38~

40 ℃。

步骤3：引导产妇进入浴室，协助脱掉衣物。

步骤4：盥洗盆接40 ℃左右的温水（可用水温计测量），协助产妇洗脸、洗头。

步骤5：产妇沐浴期间，每间隔几分钟就与产妇交流一下，以便有异常及时发现。

步骤6：沐浴结束，在取得产妇同意的情况下，进入浴室，用干毛巾为产妇擦干身体。

步骤7：为产妇裹上浴巾，引导产妇进入卧室，协助产妇穿上衣物。

步骤8：引导产妇进入客厅或卧室休息，使用吹风机吹干产妇头发并梳理整齐。

步骤9：打扫浴室卫生，收纳沐浴用品及换下的衣物，并适时清洗、消毒衣物。

三、注意事项

1. 体质较虚弱产妇沐浴时，母婴护理员可在取得产妇同意的情况下陪同进入浴室，以保证其安全，并给予必要的协助。

2. 沐浴时应避免空腹，防止发生低血糖，引起头晕等不适。

3. 宜采取淋浴法，不宜使用盆浴。

4. 沐浴时间应控制在15分钟左右，沐浴结束尽快擦干身上水珠、穿衣，避免着凉。

5. 沐浴过程中注意防滑，浴室地面要铺防滑垫，产妇穿防滑拖鞋，预防意外事故。

学习单元4　产妇头发护理技术

产褥期的产妇汗液分泌较为旺盛，毛孔处于扩张状态，在洗头时一定要注意保暖，避免因过冷、过热引起感冒、头痛等情况。产妇洗头后需要及时将头发吹干，避免湿头发造成受凉、伤风、感冒。加强局部保暖和头部护理，有益于产妇身体健康。

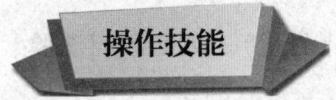

照护卧床产妇洗头

一、操作准备

1. 环境准备：房间安静，室温 26 ℃左右，光照充足，无对流风。

2. 物品准备：大毛巾 2 条、小方巾 2 条、棉球 2～4 个，洗发液、护发素、盥洗盆、污水桶、隔水垫、水舀、木梳子、水温计、吹风机，38 ℃的温水 3 000～5 000 毫升。

二、操作步骤

步骤 1：将要使用到的物品放置于可视且伸手可及的地方。

步骤 2：调节水温度，用水温计测量是否为 38 ℃左右。

步骤 3：协助产妇仰卧于床上或躺椅上，解开产妇衣服领口的扣子，松开衣领并向内折卷。

步骤 4：在产妇颈部围上干毛巾，肩颈下方放置隔水垫。

步骤 5：协助产妇头部探出床边或躺椅背外，在产妇肩颈下垫枕头，散开头发，垂于污水桶上方，如图 2-14 所示。

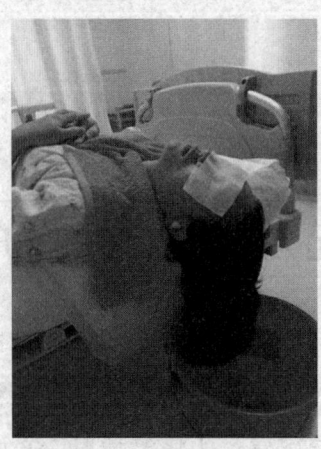

图 2-14　床上洗头

步骤6：用棉球塞好产妇双耳道，用一条小方巾遮盖产妇双眼，防止水流入耳道和眼睛。

步骤7：用另一条小方巾沾温水或水舀舀温水彻底淋湿头发，取2~3毫升洗发液均匀涂抹于产妇头发上。

步骤8：用双手指肚轻轻搓洗产妇头发，并轻轻按摩产妇头皮，去污的同时促进头部血液循环。

步骤9：头发搓洗干净后，用温水反复冲洗至洗发泡沫冲洗干净。

步骤10：冲洗干净后将头发控水至不再连续流水，取护发素均匀涂抹于头发中部和发梢。

步骤11：护发素在头发上静置2分钟左右，用温水反复冲洗干净。

步骤12：托起产妇的头部，用干毛巾擦干并包裹头发。

步骤13：一手托起产妇的头部，一手撤掉隔水垫，取下眼部的小方巾和耳内棉球。

步骤14：用小方巾擦洗脸部、颈部、耳朵。

步骤15：梳理头发，用吹风机暖风吹干，并用木梳子梳理好头发。

步骤16：产妇移步休息，母婴护理员清洁整理环境、收纳物品、清除污物。

三、注意事项

1. 洗头前应先关好门窗，避免对流风。

2. 洗头水温控制在38 ℃左右为宜；使用中性洗发液，不要使用刺激性强的洗发用品。

3. 洗头时避免用力抓扯头发，避免用手指尖挠头皮，应用指腹轻轻按摩头皮。

4. 头发洗干净后，要及时用干毛巾包裹擦干，再用吹风机吹干头发。让头发自然干会带走热量，头皮血管受到冷刺激后会骤然收缩，易引起头痛。

5. 洗完头后，在头发未干时不要结辫，也不可马上睡觉，避免湿邪侵入体内，引起头痛和脖子痛。

6. 梳理头发最好用木梳子，避免产生静电刺激头皮。梳头应先将发尾的头发梳开，再由发根向发尾梳理，这样可以防止头发因外力开叉、断裂。

7. 洗头时间不宜过长，全程控制在20分钟以内，避免产妇着凉。

学习单元 5　卫生保健用品应用

产妇常用卫生保健用品主要有：产褥护理垫、防溢乳垫、内衣、内裤、文胸、卫生巾、口罩、手套、消毒剂、毛巾、盥洗盆、漱口杯、生理盐水、纱布、创可贴、洗发水、沐浴露、牙刷、牙膏、化妆棉、化妆品等。

1. 产褥护理垫

产褥护理垫一般用于产妇住院、卧床期间，既可在待产及分娩时使用，防止血液、羊水等体液弄脏床上用品，又可与卫生巾一起使用，避免产后恶露过多，出现"侧漏"现象，弄脏床被。产褥护理垫一般直接铺在床单上面即可。

2. 内衣、内裤、文胸

内衣、内裤一般选择无骨无缝的纯棉材质，方便清洗和保持清洁；文胸应使用产妇专用文胸，有助于支撑乳房，并减轻腰背部负担。

3. 卫生巾

产妇在分娩后，产道会流出血状分泌物，称为恶露，一般在产后 4~6 周消失。产后 2~3 天，恶露通常含有很多血，是恶露量最多的时期，此时应当选择大号卫生巾并配合使用产褥用卫生裤；产后 4~8 天，出血量开始减少，颜色变为褐色，此时建议选择中号卫生巾与产褥用前开内裤配合使用；产后 10 天左右，几乎不含有血，分泌物量较少，此时可依据实际情况使用中号或小号卫生巾。

4. 防溢乳垫

防溢乳垫是避免乳汁流出沾湿衣服的辅助用品。使用时，将防溢乳垫摊开，放在文胸的隔层里面即可。防溢乳垫要每隔 3~4 小时更换一次，若长时间不更换，易滋生细菌诱发感染。

5. 口罩、手套

产妇住院期间或外出活动时，建议佩戴口罩、手套，防止传染性疾病交叉感染。

6. 消毒剂

常用的消毒剂主要有醇类消毒剂、含氯消毒剂、含碘消毒剂、季铵盐类消毒剂4种。

（1）醇类消毒剂。75%酒精，可用于手消毒、皮肤消毒、外伤及疖肿消毒等。

（2）含碘消毒剂。常用的为碘伏，适用于外科手及皮肤、手术切口部位、注射和穿刺部位皮肤、新生儿脐带部位皮肤消毒，黏膜冲洗消毒，卫生手消毒等。

（3）季铵盐类消毒剂。苯扎溴铵较为常用，主要用于织物消毒、外科手消毒、卫生手消毒、皮肤与黏膜消毒。

（4）含氯消毒剂。次氯酸钠、次氯酸钙等，最常见的是家庭洗涤漂白剂。

7. 盥洗用品

毛巾、盥洗盆、漱口杯、牙刷、牙膏、洗发液、沐浴液、化妆棉、化妆品等，用于产后个人卫生及日常护理。

8. 创伤护理包

生理盐水、消毒纱布、消毒棉球、消毒绷带、创可贴等，以备产妇出现身体创伤处理伤口使用。

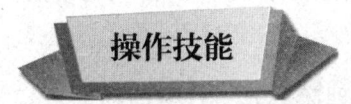

操作技能

更换产褥护理垫

一、操作准备

1. 环境准备：房间安静，室温26 ℃左右，无对流风。

2. 物品准备：产褥护理垫1条、盥洗盆1个、污物桶1个、40 ℃左右的温水2 000毫升。

二、操作步骤

步骤1：产妇仰卧，双手置于腹部。

步骤2：一只手托住产妇肩胛，另一只手托住产妇膝窝，将产妇转向对侧，背向母婴护理员，保持侧卧位。

步骤3：将用过的产褥护理垫折叠起来，置于产妇背部。

步骤4：将新的产褥护理垫的一半折叠成约10厘米的长条，如图2-15所示。

步骤5：将折叠好的、干净的产褥护理垫压在旧的产褥护理垫下面。

步骤6：检查产妇背部有无压褶、汗液、异味，如有用温水擦洗干净并轻轻按摩。

步骤7：把产妇身体轻轻翻转至面朝母婴护理员一边，保持侧卧位，如图2-16所示。

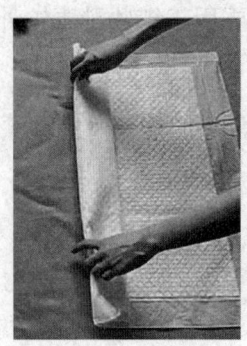

图2-15　产褥护理垫折叠方法

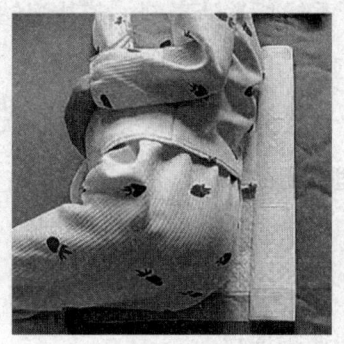

图2-16　产妇侧卧位更换产褥护理垫

步骤8：拿走旧的产褥护理垫置于污物桶，把干净的产褥护理垫打开铺平。

步骤9：铺平后，把产妇的身体慢慢放平，形成仰卧位或保持产妇喜欢的舒适位置。

步骤10：产妇置于舒适位休息，母婴护理员清洁整理床单元，收纳污物。

三、注意事项

1. 给产妇翻转体位时，动作要轻，不能生拉硬拽。

2. 翻转产妇身体后，要检查产妇背部有无压褶、汗液、异味，如有用温水擦洗干净并轻轻按摩，如果衣服脏了要同时换掉。

学习单元6　外阴清洁护理

产妇分娩后分泌物比较多，如果不经常清洗外阴，会造成分泌物淤积，滋生大量细菌，在抵抗力低下时可造成外阴或阴道感染，甚至上行至子宫。因此，产妇每天要清洗外阴1~2次，使用38 ℃左右的温水即可，避免使用消毒液。清洗外阴时，应遵循由外到内、由前到后（或由上而下）的顺序，依次清洗外阴、大阴唇、小阴唇、大小阴唇沟、肛门等部位。

除清洗外阴以外，还要注意勤换卫生巾，产后恶露容易滋生大量细菌，建议产妇每 2 个小时左右更换一次卫生巾。恶露减少后，可逐渐延长更换的时间。同时还应勤换内裤，保持内裤清洁、干燥。

血性恶露未净时，不建议清洗阴道，有血性恶露排出一般表示子宫内膜还没有完全恢复好，清洗过程中，可能会把外界的微生物、病原体带入阴道，容易增加感染的风险。会阴切开术后会留有切口，清洗过程中要避免将切口敷料沾湿，更应避免污染伤口。

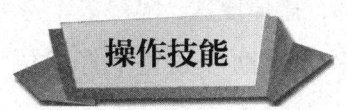

操作技能

为产妇清洁外阴

一、操作准备

1. 环境准备：关好门窗，避免对流风，光照充足，室温调节至 26 ℃左右，无关人员离开房间。

2. 物品准备：卫生巾 1 只、小方巾 2 条（干湿各 1 条）、盥洗盆 1 个、38 ℃左右温水 2 000 毫升、污物桶 1 只、内裤 1 条、水杯 1~2 个、便盆 1 个、隔湿垫 1 块、无菌手套 1 双、水温计 1 支。

二、操作步骤

步骤 1：清洗双手，准备好物品，与产妇说明外阴清洁的目的与配合方法。

步骤 2：戴上无菌手套，脱下产妇内裤。

步骤 3：嘱咐并协助产妇屈膝，一只手臂置于产妇膝窝处，轻轻抬起产妇臀部，另一只手将隔湿垫铺在产妇臀下。

步骤 4：再次轻轻抬起产妇臀部，另一只手将便盆放在产妇臀下，如图 2-17 所示。

步骤 5：一只手持水杯，盛温水自上而下、由前往后以流动温水进行清洗；另一只手持小方巾依次配合擦洗外阴、大阴唇、小阴唇、大小阴唇沟、会阴部、肛门，如图 2-18 所示。

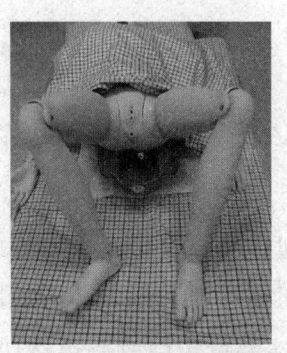
图2-17 放置便盆

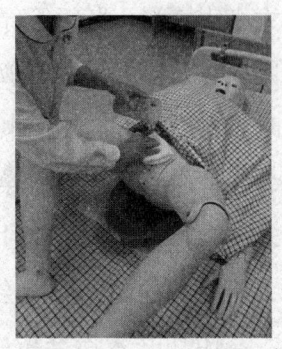
图2-18 外阴清洗

步骤6：清洁干净后，用干的小方巾擦干外阴及臀部，撤掉便盆、隔湿垫。

步骤7：为产妇换上新的卫生巾，穿上内裤、外裤，协助产妇置于舒适位休息。

步骤8：清洁整理环境卫生，整理收纳物品，处置污物。

三、注意事项

1. 外阴清洗必须自上而下、由前往后。

2. 无医嘱的情况下，不要用消毒液清洗外阴，也不宜使用刺激性清洁用品。

3. 清洁用水温度应控制在38 ℃左右，不宜超过40 ℃。

4. 产妇会阴部有伤口时，第一遍清洗要自上而下，擦洗外阴部污垢、分泌物和血迹；第二遍要由内到外，或以伤口为中心擦洗。

培训课程 3

技术护理

学习单元1　基础生命体征观测

一、测量体温

1. 体温基础知识

体温通常指人体内部的温度，正常人体的体温是相对恒定的，体温升高超出正常范围时称为发热，体温低于正常温度时称为体温过低。

人体的体温不是恒定的，但正常情况下波动范围一般不超过1 ℃。在24小时内体温略有波动，运动、进餐、环境变化、情绪变化、女性生理期、年龄等因素均会导致体温波动。此外，不同部位的温度也是不同的，直肠温度高于口腔温度，口腔温度高于腋下温度。

正常情况下，人体腋下温度的正常范围是36～37 ℃，口腔温度的正常范围是36.3～37.2 ℃，直肠温度的正常范围是36.5～37.7 ℃。

2. 体温计的种类

水银柱式体温计最为常用，由玻璃管内装水银（汞）制成，外部的真空毛细玻璃管标注有刻度，玻璃管银白色一端为储汞槽，如图2-19所示。除水银柱式体温计外，常用的体温计还有电子体温计，如图2-20所示。体温计主要用于腋下测量体温，也可以用于肛门、口腔测量体温，电子体温计还可以通过耳道、额头部位测量体温。

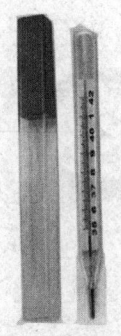 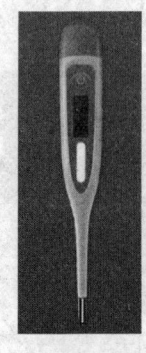 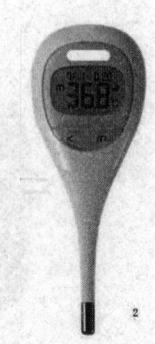

图 2-19 水银柱式体温计　　图 2-20 电子体温计

3. 体温测量方法

（1）腋下测量法。用75%酒精擦拭消毒体温计，静置3~5分钟，待体温计表面温度变为常温后，将体温计水银头端紧贴皮肤放在腋窝中，屈肘，上臂内旋并内收夹紧体温计，5分钟后取出，观察水银柱高端所处位置对应刻度，即为体温值。电子体温计则直接显示温度值。

（2）口腔测量法。用75%酒精擦拭消毒体温计，将水银柱式体温计的水银端、电子体温计的银白色感温端置于舌下，紧闭口唇，用鼻呼吸，牙齿不要咬合体温计，3~5分钟后取出读数。该方法测得的温度较为准确，但不适用于婴幼儿及神志不清者。

（3）肛肠测量法。用75%酒精擦拭消毒体温计，被测温人员取侧卧位，将肛门体温计测温端涂上润滑剂，轻缓插入被测温人员肛门内，深度3~4厘米，5分钟后取出读数。肛肠测量法测得的温度较为稳定，多用于婴幼儿及神志不清者。

（4）体表测量法。红外线电子体温计测温适用本方法。体温计用75%酒精擦拭消毒，将体温计测温端（电子感温探头端）对准被测温人员的手腕、额头或耳部，电子感温探头可及时测量出人体温度，测得的温度直接由数字显示，读数直观、测温准确、灵敏度高。

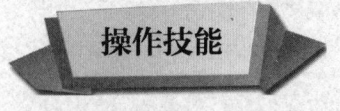

测量体温

一、操作准备

1. 环境准备：房间安静、整洁，光照充足、明亮。

2. 物品准备：水银柱式体温计 1 支、75% 酒精 100 毫升、消毒纱布 2~3 块、石蜡油 20 毫升等。

3. 母婴护理员准备：衣着整洁，洗净双手，保持手部温暖。

4. 产妇准备：停止进食或运动，保持情绪平稳，采取卧位或坐位。

二、操作步骤

步骤 1：取水银柱式体温计 1 支，检查水银柱是否处于 35 ℃以下。

步骤 2：将体温计水银柱甩至 35 ℃以下，用纱布取 75% 酒精消毒体温计。

步骤 3：分别采取腋下、口腔、肛肠三种方式测量体温。

1. 腋下测温：检查被测温者腋下是否有汗液，如有擦拭干净，将消毒后的体温计测温端放于腋窝中部，屈臂过胸夹紧。

2. 口腔测温：将消毒后的体温计测温端放在被测温者的舌下热窝处（舌系带两侧）。

3. 肛肠测温：消毒后的体温计测温端均匀涂抹石蜡油，自肛门插入 3~4 厘米。

步骤 4：依据测试温度部位，在持续测温 3~5 分钟后，取出体温计观测温度。

步骤 5：手持体温计平行于眼前转动读数，直到看清读数，并做好记录。

步骤 6：清洗体温计，消毒收纳。

三、注意事项

1. 体温计在使用前，必须将水银柱甩至 35 ℃以下。甩动体温计时注意周围环境，避免磕破体温计或伤到其他人。

2. 取出体温计后手不能接触水银端，以免改变实际温度值。

3. 刚进食过冷、过热饮食或刚吸过烟，需待口腔恢复至真实体温后再测温。

4. 若刚洗过腋下或有汗液，应擦干腋下后，稍等片刻再测温。

5. 心脏病、肛门直肠疾病、精神疾病患者，不宜采取口腔、肛门测温。

二、测量脉率

1. 脉搏基础知识

人体血液经心脏的左心室，通过主动脉瓣射血进入主动脉后传递到全身动脉。由于动脉管壁厚，弹力纤维多，当大量血液进入动脉时，动脉压力变大，血管壁扩张；当心脏舒张时，血液进入血管的速度变缓慢，血管壁借助于自身的弹性回缩。心脏有节律地收缩和舒张，血管壁也有节律地扩张和回缩，就形成了脉搏。

正常人的脉搏和心跳是一致的，脉率可因年龄、性别、运动、情绪等的变化而有所变化。新生儿脉率一般为140次/分左右，婴幼儿时期，脉率为80~120次/分，健康成人脉率的波动幅度很大，一般在60~100次/分，女性较男性脉率稍快。正常成年人脉率超过100次/分，称为心动过速；脉率低于60次/分，称为心动过缓。老年人因为心脏功能减弱，正常的脉率为50~80次/分。

2. 脉率测量方法

一般选择较表浅的动脉，最常用的是桡动脉。桡动脉位于腕部掌面靠近拇指一侧。被测者取卧位或坐位，将手臂放在舒适的位置，手心向上，测量者用食指、中指和无名指的指端按在动脉上，压力适中，以能够清楚触到动脉搏动为度，数一分钟动脉搏动次数，如图2-21所示。

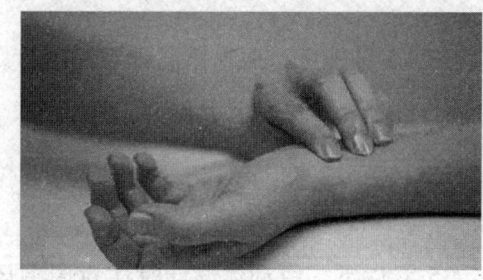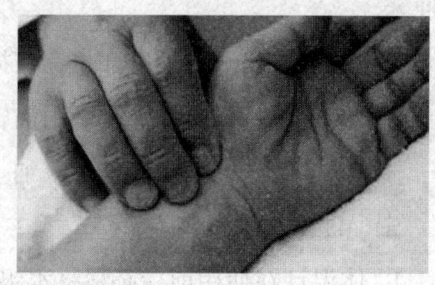

图2-21 脉率测量

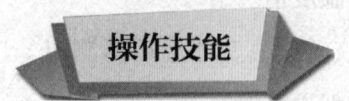

测量脉率

一、操作准备

1. 环境准备：环境整洁、安静，温湿度适宜。

2. 物品准备：秒表1块。

3. 母婴护理员准备：衣着整洁，洗净双手，保持手部温暖。

4. 产妇准备：测量脉率前，停止各项运动和工作，休息 15～30 分钟。

二、操作步骤

步骤 1：向产妇解释测量脉率的目的，以取得配合。

步骤 2：产妇取卧位或坐位，手腕伸展，手心向上，手臂放于舒适位置。

步骤 3：食指、中指和无名指三指并拢，把指腹放在产妇手腕的桡动脉部位，按压桡动脉处。

步骤 4：计数，正常脉搏测 30 秒，乘以 2，即可得到每分钟脉搏跳动次数；如脉搏异常则测量 1 分钟。

三、注意事项

1. 剧烈运动、情绪激动、紧张等情况下，应先休息 15～30 分钟再测量。

2. 刚喝过热水、浓茶、热咖啡及刚洗完澡时，测量的准确性会受到影响，应安静休息 30 分钟后再测量。非过量饮酒或酒精过敏者，酒后一个小时再测量。

3. 测量脉率时，应同时注意脉搏的节律和强弱，如注意每两次搏动的间距是否忽快忽慢、有无心律不齐、脉搏跳动有力还是微弱等。

三、测量呼吸

1. 呼吸基础知识

呼吸是指人体与外界环境之间气体交换的过程。人的呼吸过程包括三个互相联系的环节：外呼吸，包括肺通气和肺换气；气体在血液中的运输；内呼吸，指组织细胞与血液间的气体交换与组织细胞内的氧化代谢。

正常人的呼吸是规律且均匀的，运动、情绪激动、饮酒、发热等状况下，呼吸会加快。成年人每分钟呼吸 16～20 次，婴幼儿每分钟呼吸 30 次左右，新生儿每分钟呼吸 40 次左右。

2. 呼吸常见方式

呼吸的方式有多种，不同的呼吸方式适用于不同的情况和目的。在日常生活中，应尽量采用腹式呼吸或全息式呼吸，以确保充分的氧气供应和有效的气体交换。

（1）腹式呼吸：也被称为深度呼吸或腹部呼吸，主要通过膈肌的运动来进行。吸气时，膈肌下降，腹部扩张，使空气进入肺部。

（2）胸式呼吸：也称为浅表呼吸，主要通过肋骨和胸部运动进行，胸腔膨胀，使空气进入肺部。

（3）全息式呼吸：全息式呼吸结合了胸式呼吸和腹式呼吸，以实现更加充分的气体交换。

（4）深度呼吸：指通过增加呼吸的幅度和深度，来实现更充分的气体交换，增加肺部的容量，并提供更多的氧气。

（5）有意识呼吸：通过专注和调节呼吸来实现身心放松和平静，常用于冥想、瑜伽和其他放松练习中。

3. 呼吸测量方法

（1）测量呼吸频率可以通过观察被测量者胸部或腹部起伏次数来确定，一吸一呼为一次，持续观察1分钟。

（2）将脸或是手指贴近被测量者的鼻孔前，感觉呼吸的频率，持续感知1分钟。

（3）使用少许棉絮或轻量羽毛置于被测量者的鼻孔前，观察棉絮或羽毛被吹动的次数，持续记数1分钟。

四、测量血压

1. 血压基础知识

血压是衡量人体状态正常与否的重要指标之一。血液在血管内流动时，无论心脏收缩或舒张，都对血管壁产生一定的压力，心脏收缩时，大动脉里的压力最高，称为收缩压（高压）；左心室舒张时，大动脉里的压力最低，称为舒张压（低压）。

（1）血压正常值。正常成年人收缩压为 90～140 毫米汞柱，舒张压为 60～90 毫米汞柱。成年男性血压比女性略高。

（2）高血压。成年人收缩压高于 140 毫米汞柱和（或）舒张压高于 90 毫米汞柱称为高血压。血压持续高于正常水平，易造成心脑血管疾病。

（3）低血压。收缩压低于 90 毫米汞柱，舒张压低于 60 毫米汞柱称为低血压。

人体血压低于正常范围时，会有明显的血容量不足的表现，如出现脉搏过快、头晕、心悸、严重脱水等，常发生于大量失血、休克、心肌梗死等情况。

(4) 影响血压高低的常见因素

1) 年龄因素。人体血压随着年龄的增长而增高，收缩压的增高比舒张压的增高更为显著。

2) 温度因素。寒冷环境刺激外周血管收缩，导致外周血管阻力增加，使血液流通的压强变大，血压会升高；天气炎热状态下，因为出汗过多，且血管处于舒张状态下，血压会有所下降；但是，若因天气炎热而心情烦躁，在能量摄入充足的前提下，烦躁的情绪也会使得血压升高。

3) 体位因素。血压可因体位的变化而发生变化，一般情况下测量血压多采取卧位或坐位。收缩压，卧位＞坐位＞站立位；舒张压，站立位＞坐位＞卧位。

4) 昼夜与睡眠因素。一般清晨血压最低，日间逐渐升高，至傍晚血压最高。睡眠不佳或劳累过度血压可稍微升高。

5) 其他因素。情绪激动、剧烈运动、兴奋、紧张、恐惧、进食等，均可能导致血压升高。

2. 电子血压计

目前，比较常见的电子血压计分为腕式（见图2-22）和臂式（见图2-23）两种。腕式电子血压计使用方便，但通常离心脏愈远，测量结果差异愈大。建议购买时于现场测试，若臂式、腕式测出的结果差异不大，两者皆可使用；若差异较大，还是选择臂式为宜。

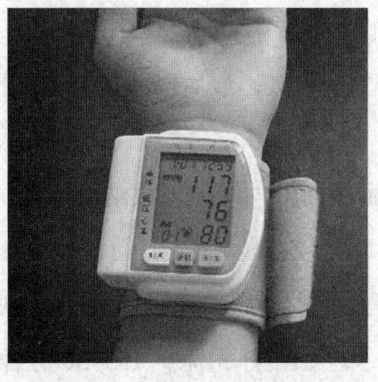
图2-22　腕式电子血压计

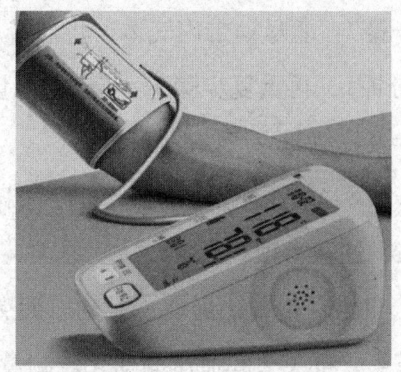
图2-23　臂式电子血压计

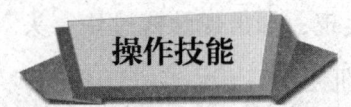

为产妇测量血压

一、操作准备

1. 环境准备：房间安静、整洁，温湿度适宜，光照充足、光线明亮。
2. 母婴护理员准备：衣着整洁，洗净双手，保持手部温暖。
3. 产妇准备：测量前休息 15~30 分钟。
4. 物品准备：臂式电子血压计 1 台，适宜高度的桌椅或床铺。

二、操作步骤

步骤 1：向产妇说明测量血压的目的，以取得配合并说明需要配合的事项。

步骤 2：协助产妇取坐位，一只手臂放在桌面上；或仰卧于床上，手臂自然伸直。嘱咐产妇放松心情。

步骤 3：将产妇测血压一侧手臂的衣袖上卷至腋窝或脱掉。

步骤 4：调整产妇手臂高度，使其与心脏处于同一水平位置（即坐时手臂应与第四肋骨在同一高度上，仰卧时手臂与腋中线保持水平），手心向上，并外展 45°。

步骤 5：将血压计袖带内气体排空，将袖带平整缚于产妇的上臂，袖带不可过松或过紧，以免影响测量值的准确性。

步骤 6：开启血压计开关，挤压充气球囊向袖带内充气，待电子血压计显示数值后，记录下此数值。

步骤 7：驱尽袖带内气体，将袖带从产妇的上臂取下，让产妇休息片刻（至少 1~2 分钟），再重复步骤 5、步骤 6 测量血压值 1~2 次，最后取几次测得血压的平均值，该数值即为产妇的血压值。

步骤 8：血压测量结束，安排产妇休息；驱尽袖带内气体，收纳血压计。

三、注意事项

1. 饥饿、饱餐、运动、激动、疲劳、紧张、心情不畅、抽烟、饮酒、喝咖啡和浓茶等，都会引起血压的变化。测量血压前，产妇最好先休息 15~30 分钟。

2. 测量血压时务必坐正或躺平，尽量保证每次测量时，头顶至心脏的垂线距离基本一致，并使袖带与心脏位置同高。

3. 在缠缚袖带时，应注意将袖带的中部（多数电子血压计在袖带上都有标记）置于产妇肘窝的肱动脉处（即手臂内侧、肘窝上 2 厘米处，用拇指按压肱动脉可感觉到脉搏跳动），以免影响压力感受器的敏感度。

4. 初次测量需要分别测量左右手臂的血压值，然后选取血压值较高的那个手臂作为今后固定测量的手臂。

5. 向袖带内充气时，应注意观察袖带黏合口是否裂开；若黏合口裂开，应重新缠紧袖带再进行测量。

6. 电子血压计必须定期检查和校对，以保持其准确性。如电子血压计使用干电池，当电力不足时应及时更换电池。如血压计不常用，必须把电池取出。

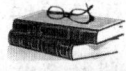 **相关链接**

水银柱式血压计使用方法

学习单元 2　会阴切开术伤口护理

因分娩需要对产妇阴道侧壁进行切开的手术，称为会阴切开术。会阴切开术的目的是预防会阴撕裂、缩短分娩进程、保护阴道弹性。在分娩过程中，阴道黏膜、黏膜下方的肌肉、肛门括约肌都有可能撕裂，预备性切开会阴可使得产道扩大，避免胎头娩出时损伤会阴。

通常情况下，有以下情况的产妇需要行会阴切开术：阴道分娩需行产钳或吸引器助产时；胎儿过大时；早产婴分娩时为预防颅内出血、胎儿缺氧（胎心或羊水不正常），需迅速娩出胎儿时；产妇会阴条件不好，组织紧且弹力差，或产妇有高血压、心脏病等异常，第二产程不宜过度用力时。会阴切开术多做侧切，亦可正中切开，视分娩时的具体情况而定。

一、会阴切开产妇护理方法

会阴不易用敷料覆盖，伤口暴露，而产后大量恶露自阴道排出，且阴道内本身寄生着大量致病菌，因此会阴伤口容易发生异常。母婴护理员要进行正确的护理和观察，尽量避免和早期识别、治疗可能的并发症。

1. 保持会阴清洁卫生，预防感染

大小便后用棉球沾生理盐水或烧开晾凉的清水，按照从上向下，从内向外的顺序，先擦阴阜及两侧阴唇，最后擦肛门。保持外阴清洁干燥，勤换卫生巾和内衣裤，内衣裤可在日光下暴晒以达到杀菌目的。

2. 多摄取高纤维食物，避免便秘

产妇若便秘，排便时必然要用力，太过用力则容易造成伤口再度裂伤。产妇在拆线前要排空大便，如果在拆线后再排便，就可能导致刚拆线的切口裂开。产后多种因素都可能导致产妇便秘，为尽量避免便秘，产妇要养成规律的生活习惯，多食高纤维食物、多喝水，保持大便通畅。产妇如有排便困难可以用开塞露局部刺激促进排便。排便时最好采用坐式马桶，并避免时间太长。

3. 有尿意要立刻排尿

憋尿不利产妇身体恢复，还易发生感染，因此有尿意时要立刻排尿。

4. 采取伤口对侧卧位

伤口对侧卧位就是卧向伤口的对侧，如会阴伤口在左侧，应向右侧卧；如会阴伤口在右侧，应向左侧卧。伤口对侧卧位可防止恶露流入伤口，减少感染的可能性。

5. 伤口青紫、水肿护理

切开伤口青紫、水肿时，早期可用冰袋冷敷，以后可用50%硫酸镁湿热敷，并每天观察伤口愈合情况。正常情况下，会阴伤口在拆线前会有不适感，坐时也可能疼痛，拆线后一般会减轻，但需2~3周才会完全恢复。

6. 肠线处理

产后10天左右，如发现阴道掉出带结的肠线头，不必惊慌，那是从阴道口脱落的肠线。如果在会阴部有丝线，则应找医生及时拆除，以免引起感染。产妇要在医护人员指导下开展盆底肌肉收缩锻炼，有助于预防、缓解盆底肌松弛，促进阴道恢复至产前状态。

7. 识别会阴切口异常

产后两周内，产妇要养成每天检查伤口的习惯，可以用镜子自检或由母婴护理员、家人来检查，若伤口出现红肿、裂开、流血水、流脓或产妇出现发烧、疼痛越发严重等现象要尽快就医。

（1）切口感染。切口感染为产后会阴伤口愈合不良的主要原因，形成切口感染的因素较多，会阴可出现疼痛，伤口充血、水肿，有炎性分泌物溢出等现象，有脓肿形成者有触痛和波动感，严重者边缘切口可能裂开，产妇活动受限。

（2）肠线吸收不良。肠线吸收不良时，产妇皮下组织与部分皮肤存在裂开现象，未吸收的缝线明显显露，此时应立即将未吸收的缝线进行拆除，并给予抗感染、消毒、杀菌处理。

（3）脂肪液化。脂肪液化是会阴伤口愈合不良的主要原因之一，会阴部位出现脂肪液化，产妇伤口会出现有脓性渗出物、伤口周围皮肤发热等症状，严重影响其康复，延长伤口愈合时间。

（4）局部血肿。拆线后皮下组织与部分皮肤存在裂开现象，且在裂开处存在血块（较小），即为局部血肿，可诱发会阴伤口愈合不良。

二、切开伤口清洁消毒方法

（1）清洁会阴时，应按照从上向下、从内向外的顺序，即先擦阴阜及两侧阴唇，最后擦肛门。

（2）比较清洁的伤口，用碘伏棉球从伤口的中心逐渐向外消毒三遍即可。如果伤口存在感染，用碘伏棉球对伤口进行消毒时应由外向内。

（3）每日使用生理盐水对伤口清洗1~2次，利用碘伏棉球进行消毒，保持外阴干燥。

（4）如伤口出现红肿、裂开、流血水、流脓或产妇出现发烧、疼痛越发严重等现象要尽快就医，遵医嘱护理伤口。

三、注意事项

（1）产妇应保持大便通畅，多食高纤维食物、多喝水以防便秘；便秘时可使用开塞露局部刺激促进排便。

（2）拆线后伤口内部尚不牢固，故不宜过多走动或大力运动。

（3）伤口疼痛难忍时可在医生指导下服用止痛药，伤口愈合不好时可在医生指导下用高锰酸钾水坐浴。

学习单元3　恶露观察护理

产后，随着子宫蜕膜脱落，血液、坏死蜕膜等组织经阴道排出，这个过程中排出的分泌物称为恶露。

一、恶露的分类与基本特性

根据恶露的颜色、性质及时间不同，恶露可分为血性恶露、浆液恶露、白色恶露三种，护理方法有所不同。

1. 血性恶露

血性恶露色鲜红、量多，有时有小血块，持续3日以内，此后出血逐渐减少，浆液增加，转变为浆液恶露。

2. 浆液恶露

浆液恶露持续4~14日，出血量开始减少，颜色变为褐色或淡红，此后浆液逐渐减少，白细胞增多，变为白色恶露。

3. 白色恶露

产后2周以后，恶露含大量白细胞，但不再含有血液，色泽较白、黏稠。白色恶露约持续3周。

每个产妇都有恶露，但每个产妇排出的量和持续排露时间是不同的，恶露平均总量达500~1 000毫升。正常产妇持续排露时间一般为2~4周，少数产妇可以持续1~2个月。婴儿吸吮乳头，可引起反射性子宫收缩，有利于子宫腔内的恶露排出。

二、恶露的观察要点与护理方法

1. 观察恶露

观察要点包括恶露量、颜色和气味的变化。恶露量开始应和经血量接近,但因人而异,由于哺乳时可释放缩宫素促进子宫收缩,所以在哺乳时,恶露量会增多。腹压增加时恶露量也会增多,特别是初次下床时,母婴护理员应提前告知产妇,以免引起不必要的惊慌。

一般情况下,产后2小时内在产房中观察恶露状况;回病房后至产后24小时内,应密切观察阴道流血情况;24小时后,每日评估一次恶露的量、颜色、气味及有无残留组织排出。若恶露量多且色鲜红,可排除有软产道裂伤及胎盘胎膜残留;若恶露有异味,可能存在感染;若有组织物排出,应及时报告医护人员,并保留组织物以备送病理检查。

2. 护理方法

(1) 做好清洁。分娩后,外阴及阴道可能有伤口,宫颈尚未闭合,子宫腔内胎盘剥离后有较大创面。恶露在阴道和会阴部存留,极容易滋生细菌,所以产后会阴部易感染,并容易上行至宫内感染或引起泌尿系统感染。因此,必须做好外阴的清洁工作,预防感染,促进伤口愈合,增加产妇舒适感。

(2) 冲洗外阴。产妇应每日冲洗或擦洗外阴,每次冲洗或擦洗前应先排净小便,遵循由上至下、由内而外原则进行会阴清洗。会阴伤口要单独擦洗,擦洗后可适当涂抹碘伏消毒。每天需坚持用温水或生理盐水清洗会阴部至少两次,一次是大便后,一次是沐浴或擦浴时。如恶露较多,可增加清洗次数。

能自理或会阴无伤口的产妇,母婴护理员应指导其进行会阴自我护理,平时应尽量保持会阴清洁干燥。每次冲洗外阴时要观察恶露量、性质及伤口愈合情况,水肿严重者可局部用红外线照射,还可以在医护人员指导下使用硫酸镁湿敷,每日2次,每次20分钟,可消肿、消毒,促进伤口愈合。

产妇如伤口疼痛剧烈或肛门有坠胀感,应通知医生检查,排除外阴及阴道壁血肿。有切开伤口的产妇,应多采取健侧卧位,勤换会阴垫,以免恶露浸泡伤口。

学习单元4 促进排泄技术应用

一、尿潴留照护

剖宫产术后，对于术后留置导尿管的产妇，在术后6小时左右要开始训练自主排尿能力。当产妇有尿意时，可放松导尿管的压迫水囊，让产妇尝试自行排尿，如能成功排尿，尿管即可移出。产后6~8小时，产妇膀胱内有尿而不能自行排出，或不能完全排出，称为尿潴留。

1. 尿潴留的常见原因

（1）膀胱敏感度降低。产妇在分娩时，膀胱会受到压迫，并导致膀胱黏膜充血、水肿，同时还会使膀胱肌张力下降，影响到膀胱敏感度。膀胱对尿液产生的压力敏感度下降，就有可能引发尿潴留。

（2）肛提肌和会阴肌松弛。分娩时行会阴切开术，容易导致肛提肌及会阴肌损伤，并影响其功能，导致肛提肌及会阴肌变得比较松弛，同时会使尿道阻力变大，容易引发产后尿潴留。

（3）产后会阴切口疼痛、心理原因、神经损伤、药物因素等均可能导致尿潴留发生。

2. 尿潴留的防护措施

（1）健康教育。及时将排尿的重要性和益处、排尿时的注意事项告知产妇，并了解产妇对排尿有哪些顾虑，安慰、鼓励产妇，避免精神因素引起的尿潴留。

（2）缩短产后首次排尿时间。指导、督促产妇及时排尿，缩短产后首次排尿时间，能有效降低尿潴留的发生率。

（3）诱导排尿。可以采取在排尿时开启水龙头让产妇听流水声、用热水熏洗外阴、按摩膀胱、热敷骶骨和尾骨部位、温开水冲洗尿道口周围等方法刺激周围神经感受器而诱导排尿。

二、便秘照护

产后便秘是指产妇分娩后,饮食恢复正常,但在正常进食的情况下,大便数日不解或存在排便次数减少、排便困难、大便干结等情况。产后便秘会影响产妇饮食、睡眠及乳汁分泌等,严重者会引发痔疮,诱发心脏病和脑血管疾病。

1. 便秘的常见原因

(1) 腹部肌肉松弛。腹部肌肉松弛是产妇较为常见的并发症。妊娠期膨大的子宫对腹壁肌肉产生扩张效应,造成腹部肌肉松弛;松弛的腹部肌肉不能对肠道进行有效刺激与挤压,从而导致便秘。

(2) 胃肠道蠕动减弱。胃肠道蠕动是促进排便反应的关键,若胃肠道蠕动减弱,会造成肠道内食物淤滞,无法迅速排出体外,从而导致便秘。

1) 产后最初几天由于产妇比较疲劳,身体虚弱,卧床休息时间较长,活动量很小,致使胃肠道蠕动减弱,肠张力降低,肠内容物在肠内停留过久,水分被过度吸收而引发便秘。

2) 产后腹肌及盆底肌松弛,导致排便力量减弱。

3) 由于会阴裂伤、会阴肿胀疼痛等,产妇不敢用力排便,抑制排便反射,使大便在肠内停留时间延长。

4) 产妇饮食往往容易忽略补充膳食纤维,膳食纤维含量不足会造成胃肠蠕动减弱,造成便秘与腹胀。

需要注意的是,产妇如长期便秘,要及时就医,明确造成便秘的原因,以免延误病情。

2. 便秘的防护措施

(1) 均衡合理饮食。增加食物中膳食纤维含量,如多摄入新鲜的蔬果,多饮水,少食过于精细的食品,适当增加粗粮、豆类及其制品、酸奶等食物摄入,改善胃肠道蠕动,保持肠道菌群平衡,调节肠道功能。

(2) 适度运动。产妇应尽早下床活动,通过身体运动促进胃肠道蠕动,帮助恢复肌肉紧张度,达到预防便秘的效果。

(3) 养成良好的排便习惯。产妇应养成每天早晨起床后排便的习惯。如果有便意应立即排便,排便时应注意力集中,同时注意勿用力过猛。

（4）保持良好情绪。平时保持精神愉快、心情舒畅，避免不良的精神刺激，有助于缓解便秘。

（5）盆底肌训练（凯格尔运动）。对于产后早期（产后42小时内）出现的便秘，可通过盆底肌训练使便秘症状得到缓解或消失。

学习单元5　护理工作日志书写

护理工作日志全面记录产妇的变化情况、护理过程及恢复情况，为医生提供诊治参考。全面翔实的护理日志不仅可以作为医生诊疗的参考依据，还可以反映母婴护理员的工作内容、工作量、工作绩效，更可以作为有效的法律依据，保护母婴护理员自身的合法权益。

一、护理工作日志书写基本原则

1. 及时记录

多数情况下，护理工作日志都是完成某项护理操作以后，再对护理过程和重要内容进行补记，补记的过程很难与护理过程完全同步。为此，就要求母婴护理员及时有效记录护理操作的时间、护理的过程、护理的内容等。

2. 准确记录

护理工作日志的内容必须保证真实、准确，尤其是产妇的主诉内容及行为，不可一味套用模板，也不能单纯为了完成任务而记录。

3. 完整记录

护理工作日志记录必须全面、充分。每一次都要认真检查自己记录的护理工作日志有无遗漏项，不忽略每一个细节。例如，"产妇的情绪、有无抑郁表现、病情有无恶化"等内容，即便当前还没有发生任何事情，但作为母婴护理员应该明白这些细节背后的危险性。

4. 简要记录

记录护理工作日志是为了方便在工作中更快获取有关信息，因此记录内容要尽量简洁，读起来要通畅，切不可出现含糊不清、过多修饰的语句。

5. 客观记录

不要出现"我认为""我觉得"之类的主观词语。

二、护理工作日志记录内容

1. 照护产妇

产妇膳食丰富，营养均衡，花样多变；产妇衣物洗涤，外衣、内衣、内裤、袜子要分开；健康护理及产期常见病预防；指导产妇实施母乳喂养、乳房护理、产后宫缩、恶露观察与指导；指导产妇掌握母乳喂养的方法及新生儿喂哺常识；为产妇创建舒适的室内生活环境，协助刷牙、梳头、沐浴等；引领产妇学做产后形体恢复操，指导产妇实现宫颈复位，做好产妇的心理辅导。

2. 照顾新生儿

新生儿喂养、护理、观察；给新生儿洗澡、洗尿布、洗衣服、拆洗被褥、用品消毒等；新生儿保健按摩、对话、益智、晒太阳等；掌握新生儿生长发育情况，每日测量体温，定期测量新生儿身高、体重。

3. 家务服务

母婴护理员应辅助完成家庭事务性工作，如洗衣、做饭、卫生清洁、环境布置等。

三、日常照护工作内容

每个产妇、家庭生活习惯与服务要求存在个体差异，应依据客户的具体要求调整、完善服务形式与服务内容。

 **相关链接**

护理工作日志与母婴护理员工作日程样例

四、注意事项

（1）新生儿一般 2~3 小时喂一次奶，随着新生儿逐渐长大，间隔时间应逐渐延长；夜眠时，可 4 个小时喂一次奶。

（2）产妇身体各异，应听取医生的建议，合理安排产后恢复操。

（3）新生儿大小便观察、黄疸观察要随时记录，发现产妇或新生儿有不适症状一定要提醒客户咨询医生，并在工作日志里做记录情况。

（4）母婴护理员在照护产妇时，要时刻关注新生儿的安全，即要在保证新生儿安全的情况下，再去从事其他工作。

（5）人工喂哺新生儿时，绝对不能让新生儿仰卧位喝奶、喝水，保持新生儿上身前倾呈45°或侧卧位；新生儿喝水不能过于频繁，两次喝水要间隔5个小时以上。母乳喂养的新生儿无须额外补水。

学习单元6　母乳喂养指导

世界卫生组织、联合国儿童基金会联合倡议：新生儿至少纯母乳喂养至6个月，以后在添加辅食基础上，持续进行母乳喂养至两岁或两岁以上。

产妇要想实现纯母乳喂养，就要掌握科学的母乳喂养理念和方法，提倡"三早"，即早接触、早吸吮、早开奶。

一、早接触、早吸吮、早开奶

1. 早接触

新生儿出生1小时内就要建立母婴皮肤接触联系，越早越好；每次接触间隔30分钟左右，间隔越短越好，这样有助于刺激产妇分泌催乳素，还有利于建立母婴亲情。自然分娩的产妇，可以将新生儿身上的羊水擦干净，用干净的毛巾盖上，直接趴在产妇胸口；剖宫产分娩的，在手术室里，产妇可以亲亲或抚摸新生儿，回到病房后，解开新生儿的前襟，与产妇胸贴胸进行部分皮肤接触。

2. 早吸吮、早开奶

新生儿出生后1小时内，就让新生儿吸吮产妇的乳房。分娩后早吸吮、早开奶可刺激产妇分泌催乳素，促进乳汁分泌，刺激子宫收缩，减少产后出血，强化新生儿的吸吮能力。初乳富含丰富的蛋白质和抗体，可提高新生儿的抵抗力，促进胎便排出，降低新生儿黄疸的发生率。

二、母乳喂养的好处

母乳是最适合新生儿的食物,容易消化、吸收和利用,能促进新生儿生长发育,增强新生儿的抵抗力,促进母婴感情建立,还能预防乳腺癌。

1. 对于新生儿的好处

(1) 提供营养、促进发育。母乳中含有丰富的营养物质,包括生长发育所需的氨基酸和微量元素,各种营养物质的比例相对比较合适,适合新生儿消化、吸收、利用。

(2) 预防疾病。母乳中含有多种免疫活性细胞和丰富的免疫球蛋白,母乳喂养可预防新生儿腹泻、呼吸道和皮肤感染,降低新生儿黄疸的发生率等。免疫活性细胞包含巨噬细胞、淋巴细胞等;免疫球蛋白包括分泌型免疫球蛋白、乳铁蛋白、溶菌酶、纤维结合蛋白、双歧因子等。

(3) 有助于心理健康。母乳喂养增加了新生儿与母亲皮肤接触的机会,有助于建立母婴间的情感联系,对保持新生儿心理健康具有重要作用。

2. 对于产妇的好处

(1) 预防产后出血。新生儿吸吮可刺激产妇分泌催乳素,同时促进缩宫素分泌,使子宫收缩,减少产后出血。

(2) 避免乳汁堆积。母乳喂养可以帮助乳房排空乳汁,避免乳汁堆积引发炎症。

(3) 方便实惠。母乳喂养比奶粉喂养更方便,而且经济实惠。

三、母乳分类常识

依据泌乳期不同,母乳可分为初乳、过渡乳、成熟乳、晚乳。

1. 初乳

分娩后 7 天内分泌的母乳称为初乳。初乳量少、质稠、色微黄。与成熟乳相比,初乳比重高,富含 β-胡萝卜素、蛋白质,碳水化合物和脂肪相对较少。初乳中乳清蛋白和酪蛋白的比例约 9:1,蛋白质主要是分泌型免疫球蛋白 A 和乳铁蛋白,易于吸收。初乳中抗体和免疫物质丰富,可以增加新生儿的抵抗力。

2. 过渡乳

分娩后 7~14 天的母乳称为过渡乳，表示由初乳向成熟乳过渡。这期间乳汁分泌量逐渐增多，免疫物质和蛋白质含量下降，而脂肪、乳糖含量逐渐增加，所含热量增加。

3. 成熟乳

分娩后 14 天至 7 个月的母乳称为成熟乳，此时乳清蛋白和酪蛋白的比例下降为 3:2。乳汁分泌量明显增加，看上去比较稀薄，但营养丰富，能够充分满足婴儿生长发育需要。

4. 晚乳

分娩 7~8 个月以后的母乳称为晚乳。与成熟乳相比，晚乳蛋白质、脂肪和碳水化合物的比例变化不大，但是维生素和矿物质等营养物质占比均逐渐下降。

四、哺乳姿势和方法

采用正确的哺乳姿势和方法，能有效减少哺乳问题，如乳头疼痛或皲裂等，帮助产妇将母乳喂养坚持到底，并体会母乳喂养所带来的乐趣与温馨。

1. 哺乳姿势

常见的哺乳姿势有四种：摇篮式、橄榄式、交叉式和侧卧式。

（1）摇篮式。产妇手臂的肘关节弯曲部支撑住新生儿的头，使其腹部紧贴住产妇的身体，另一只手支撑着乳房，如图 2-24 所示。

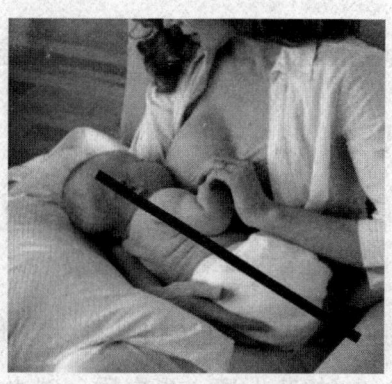

图 2-24 摇篮式

（2）橄榄式。让新生儿在产妇身体的一侧，产妇用前臂支撑新生儿的背，让其颈和头部枕在产妇的手上，如图 2-25 所示。这种的姿势对伤口的压力很小，最适合剖宫产术后恢复中的产妇。

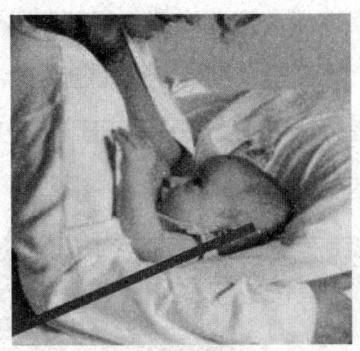

图 2-25　橄榄式

（3）交叉式。和摇篮式的位置一样，但交叉式用对侧的手臂，这样可以用手来支撑新生儿的头部，用前臂支撑身体，如图 2-26 所示。这种姿势可以使产妇更易控制新生儿头部的方向。

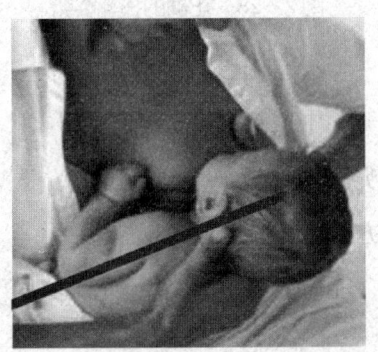

图 2-26　交叉式

（4）侧卧式。产妇在床上侧卧，让新生儿的脸朝向产妇，将新生儿的头枕在臂弯处，使新生儿的嘴和乳头保持水平，用枕头支撑住后背，如图 2-27 所示。此哺乳姿势较舒适，适用于剖宫产术后。

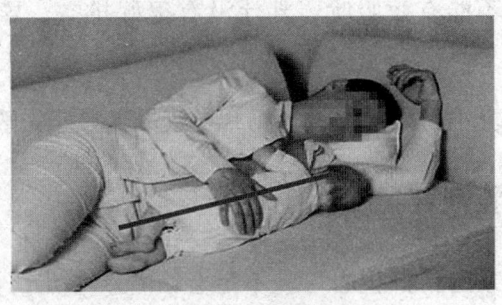

图 2-27　侧卧式

2. 正确的托乳姿势（见图2-28）

（1）除拇指外的四指支撑着乳房基底部，指肚紧贴在乳房下侧胸壁上。

（2）拇指放在乳房的上方，呈"C"字形托起乳房。

（3）哺乳时，可用拇指轻压乳房，改善乳房形态，使新生儿容易含接。

（4）托乳房的手不要太靠近乳头处。

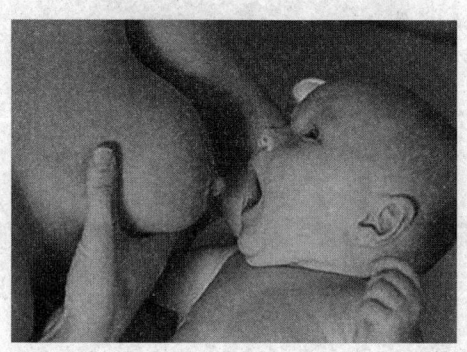

图2-28　正确的托乳姿势

3. 含接母乳姿势

（1）新生儿嘴张得很大，下唇外翻。

（2）舌呈勺状环绕乳头，面颊鼓起呈圆形。

（3）含接时可见到上方的乳晕比下方多。

（4）吸吮有节奏且深，能看到吞咽动作，听到吞咽声音。

4. 含乳不当的后果

（1）会导致产妇的乳头疼痛或者发生皲裂。

（2）新生儿不能有效吸出乳汁，易引起涨奶而致产妇乳房胀痛。

（3）新生儿因吃不到母乳、吃母乳时间长，总是哭闹，甚至可能引起挫败感而拒绝吃母乳。

（4）因为新生儿不能有效吸吮，乳汁没有很好排空，导致产妇泌乳量减少，甚至逐渐无母乳。

（5）错误认为母乳不足而添加配方奶，导致母乳喂养失败。

五、新生儿母乳喂养量

很多第一次做母亲的产妇担心母乳不足会饿着新生儿；特别是产后前几天感觉泌乳量很少，新生儿吸吮母乳很困难，就着急使用配方奶喂哺新生儿，而新生儿一旦适应了配方奶就很难再转换为母乳喂养方式了。由于缺少新生儿的吸吮刺激，产妇乳房会随着时间的推移逐渐失去泌乳功能，使产妇失去母乳喂养的机会。

一般情况下，产后前2天，泌乳功能还没有完备，随着新生儿反复吸吮刺激，泌乳量会逐渐增多。新生儿胃容量很小，所需母乳量也较少，这与泌乳量少是互相匹配的，待产妇体力逐渐恢复，泌乳也将逐渐旺盛，可以满足新生儿需要。新生儿食量见表2-1。

表2-1 新生儿食量表

时间	食量（毫升）	胃容量
第一天	5~10	一周以内的新生儿胃容量一般为30毫升左右，1~3个月的婴儿胃容量为90~150毫升，一岁的婴儿胃容量为250~300毫升
第二天	10~15	
第三天	20~30	
第四天	35~40	
第五天	30~50	

六、不适宜母乳喂养的情况

母乳喂养好处很多，但是也有些情况不适宜实施母乳喂养，只能采用人工喂养。

（1）通过乳汁或密切接触能将疾病传染给新生儿的，如产妇患有急性肝炎或慢性肝炎、艾滋病、开放性肺结核等疾病。

（2）哺乳需要为新生儿提供大量的营养，体力消耗也大，可能使产妇原有疾病的病情加重，如严重的心脏病、慢性肾炎、甲状腺功能亢进或恶性肿瘤等。

（3）分娩过程中发生了严重并发症，如产后大出血、羊水栓塞，以及产妇患有急性上呼吸道感染、肾盂肾炎、乳腺炎等高热疾病时，都需要暂时停止哺乳，待恢复健康后才可喂哺新生儿。

（4）患有半乳糖血症、苯丙酮尿症的新生儿不能接受母乳喂养，患有严重母乳性高胆红素血症的新生儿需要短期暂停母乳喂养。

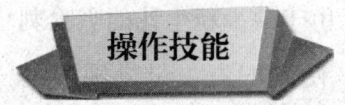

母乳喂养指导

一、操作准备

1. 环境准备：环境清洁、整齐，温度适宜，无对流风。
2. 产妇准备：用清水擦拭乳头，温热毛巾热敷乳房5分钟。

二、操作步骤

步骤1：产妇放松，调整至舒适位准备，白天哺乳可以坐着，夜间哺乳可以侧卧。

步骤2：将新生儿的头颈部放在产妇一侧上肢的肘窝处，同侧手臂托起新生儿的腰臀部，使得新生儿的头及身体成一直线。

步骤3：新生儿的身体贴近产妇，脸对着乳房，鼻子对着乳头，下颚贴紧乳房。产妇一只手及手臂托着新生儿头颈、躯干和臀部，另一只手正确托起乳房，方便新生儿含接。

步骤4：用乳头碰新生儿的嘴唇，使新生儿产生觅食反射。

步骤5：新生儿把嘴张大，将乳头及大部分乳晕含入口中，口唇呈鱼唇状，如图2-29、图2-30所示。

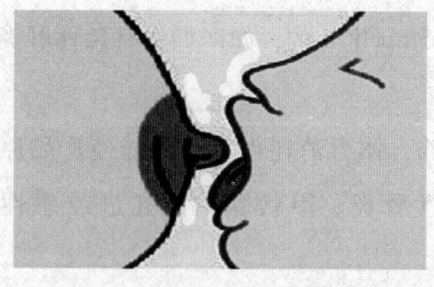

图2-29 乳头、乳晕含接

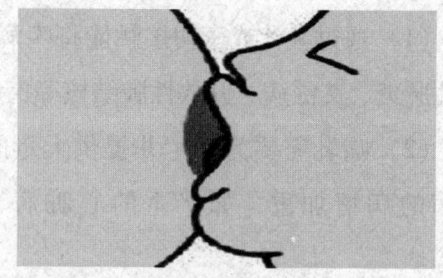

图2-30 吸吮口形

步骤6：新生儿有规律的吞咽动作，产妇有下奶的感觉。

三、注意事项

1. 哺乳前产妇要洗手、清洗乳头。
2. 哺乳时，一只手托抱新生儿，一只手托起乳房，使出乳通畅，防止乳房堵住新生儿口鼻，影响呼吸。

3. 哺乳后，将新生儿抱起、拍嗝，排出吃奶过程中吸入胃内的空气，防止漾奶。

4. 哺乳后，挤少量乳汁涂在乳头上，保护乳头，减少乳头皲裂的发生概率。

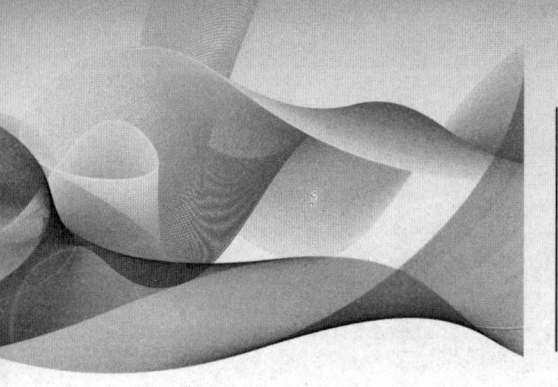

职业模块 ③ 照护新生儿

培训课程 1 喂养照护

学习单元1 奶瓶选购与使用方法

胎儿自母体娩出至出生后满 28 天的称为新生儿。新生儿又分早产儿、足月儿和过期儿，胎龄超过 28 周，但不足 37 周出生的叫早产儿；37 周以后出生的叫足月儿；超过 42 周出生的叫过期儿。

 **相关链接**

新生儿生理特点

一、新生儿奶瓶的种类

奶瓶是人工喂养新生儿不可或缺的工具，有新生儿的家庭都会用到奶瓶。不同月龄婴儿选用的奶瓶亦有所差异。常见的奶瓶有以下几种。

1. 玻璃奶瓶（见图 3-1）

玻璃奶瓶适合新生儿使用，优点是安全性好、耐热性佳，且不易刮伤新生儿，不易藏污垢、好清洗，价格也不贵。玻璃奶瓶的缺点是强度不够，易碎，因此适合在家里由母亲拿着喂新生儿。供新生儿使用的奶瓶不必过大，一般购买容量在 120 毫升以内的即可。

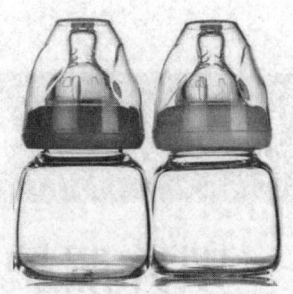

图3-1 玻璃奶瓶

2. 塑料奶瓶（见图3-2）

塑料奶瓶轻便，适合3个月以上的婴儿使用。常见的塑料奶瓶有三种材质，其中PP材质奶瓶最常见，性能较好；PES材质奶瓶耐热性好，轻巧耐摔、易清洗；PPSU材质奶瓶最安全，轻便、耐摔，安全性、耐热性、耐水解性、耐冲击性均十分理想，但价格较贵。供婴儿使用的塑料奶瓶要方便婴儿持握，可以购买带把的，容量200毫升左右。

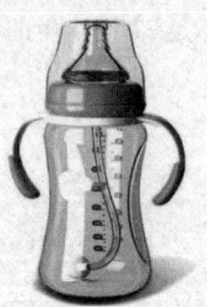

图3-2 塑料奶瓶

3. 硅胶奶瓶（见图3-3）

硅胶奶瓶适合所有年龄段婴幼儿使用，安全、轻便、质地柔软、不易老化，同时具有较好的热稳定性和抗化学腐蚀性。硅胶奶瓶还具有人体肌肤般的触感，能起到安抚婴幼儿情绪的作用。

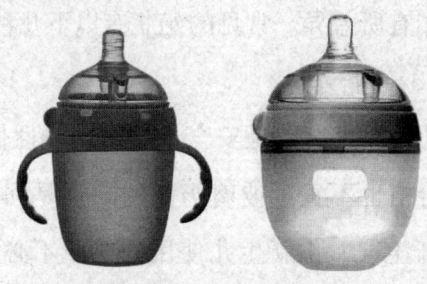

图3-3 硅胶奶瓶

二、奶瓶的使用方法

因故不能母乳喂养的新生儿，需使用奶瓶给新生儿喂奶。首次给新生儿使用奶瓶时会出现很多问题，如新生儿吃奶嘴、奶嘴漏奶、新生儿吸入空气导致呛奶等。正确的奶瓶使用方法如下：

（1）使用奶瓶喂奶前，母婴护理员必须先洗净双手，然后将奶瓶、奶嘴和奶嘴防尘罩清洗干净，并依据奶瓶清洗消毒说明消毒奶瓶，一般放沸水里煮5分钟左右即可。

（2）奶瓶、奶嘴消毒后，依据奶粉使用说明冲调奶粉；首先取下奶嘴并竖立向上放置，依序放入38 ℃温水、适量奶粉，轻轻摇晃混合均匀，拧紧奶嘴和瓶盖。

（3）倾斜奶瓶滴几滴奶液在手腕内侧，测试奶液温度和流速是否合适。如果几秒钟奶液才滴出一滴，说明奶嘴孔径太小了，需要适当扩大奶嘴孔径；如果奶液流出时几乎成一条线状，说明奶嘴孔径过大，需要更换奶嘴孔径更小的奶嘴。

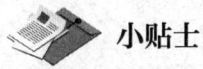 小贴士

> 奶粉冲调的浓度要以奶粉包装说明为标准，保证浓度符合要求，冲调过浓不容易消化吸收，会加重新生儿的肠胃负担；冲调浓度不足，奶液过于稀薄，会导致营养不足，影响新生儿生长发育。搅拌奶液时不要高速摇晃，以免生出很多小气泡，可以用双手掌心转动奶瓶即可调匀奶液。

（4）奶液温度、滴速符合要求后，选择舒适的坐姿坐稳，一只手把新生儿托抱在怀中，让新生儿的头枕在胳膊上，调整到合适的高度，手臂托住新生儿的臀部呈45°倾斜；另一只手拿奶瓶，用奶嘴轻触新生儿口唇，新生儿张嘴时将奶嘴顺势送到其嘴里，新生儿即会开始吸吮奶液。

（5）喂奶时要注意奶瓶的倾斜角度，一般奶瓶与新生儿的脸呈90°比较合适，可以让奶液始终充满整个奶嘴，从而避免新生儿吸入过多的空气；如果奶嘴被新

生儿吸瘪了，需要及时将奶嘴从新生儿口中取出释放负压，使奶瓶内外压力平衡，从而保证奶液充盈奶嘴。

（6）喂奶过程中时刻关注新生儿的吸吮情况，保证新生儿吞咽奶液不过急，以免发生呛奶。喂完奶后，不能马上让新生儿躺下玩耍，应该先把新生儿竖直抱起靠在肩头，并以空心掌轻拍新生儿后背，促其排出吃奶过程中吸入胃里的空气，防止漾奶。

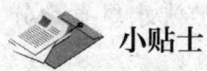 小贴士

> 很多奶瓶会配有吸管，可以防止新生儿吃奶太急而呛到。如果在喂奶时新生儿不吃奶，并且总是哭，也许是喂哺姿势不对，可以用吸管让新生儿自己喝奶。

三、奶瓶使用注意事项

（1）选购奶瓶需依据婴幼儿的月龄，月龄越小奶瓶越小，如 1~2 个月可以使用 120 毫升容量的奶瓶，4~5 个月则可使用 200 毫升容量的奶瓶，6 个月以上则可使用 250 毫升容量的奶瓶。

（2）选购奶瓶不要过多关注花色，尽量选购无色透明的奶瓶。

（3）不同月龄的婴幼儿需要使用不同材质的奶瓶。新生儿最好选择玻璃奶瓶，玻璃奶瓶安全无毒，易于清洗和消毒，外观光滑、透明，便于观察奶嘴中奶液的充盈状况。2~3 个月以上的婴幼儿可改用塑料奶瓶，奶瓶重量轻，易于婴幼儿自持，还可以防止瓶身摔破。

（4）使用奶瓶前一定要清洗消毒，确保奶瓶、奶嘴干净卫生。奶瓶每次使用后，要及时用专门的奶瓶清洗剂清洗，洗净后置于通风、干燥、卫生的储存器内。

（5）注意奶瓶的使用期限，不要长时期使用一个奶瓶；定期检查奶瓶是否出现质量变化，若有破损或刮痕要及时更换，避免滋生细菌。

（6）使用奶瓶时要避免奶嘴盖旋转过松或过紧，过松奶液会外漏，过紧无法进行空气交换，婴幼儿吸食困难。

（7）不要让婴幼儿叼着奶瓶睡觉，更不能让婴幼儿叼着空奶瓶吸吮。婴幼儿

习惯性长时间叼着奶瓶睡觉,非常容易患龋齿;奶液吸空后,婴幼儿持续叼着空奶瓶会吞入大量空气,容易引发肠绞痛或导致漾奶。

(8) 奶嘴开口大小要合适,一般来说,以倒转奶瓶后,奶液从奶嘴中滴落时间隔 5 厘米左右为宜。

学习单元 2　清洁消毒奶瓶

新生儿因为免疫系统尚未发育健全,没有足够的抵抗力对抗外界的细菌和微生物。脱离母体的新生儿,随着时间的推移,来自母体的抗体将逐渐消失,抵抗力会逐渐减弱。新生儿使用的奶瓶、水瓶如果清洁不彻底,就容易滋长细菌,让细菌和病毒有机会经由口传入到胃肠道,造成新生儿肠胃不适,如急性肠胃炎等。为了保障新生儿的安全及健康,使用后的奶瓶、水瓶要及时清洁并彻底消毒。

一、奶瓶清洁

常见的奶瓶由瓶身、奶嘴、奶嘴盖、奶嘴防尘罩四个部件组成。

(1) 清洗奶瓶前,首先应将奶瓶内的剩余物质倒掉,再将瓶身、奶嘴、奶嘴盖、奶嘴防尘罩拆下分开清洗。

(2) 喂完奶后要立即清洗奶瓶,用清水冲洗干净瓶身后再用奶瓶刷把奶瓶内外刷洗干净,然后仔细清洗瓶颈和螺旋处。最好使用专用的奶瓶清洗剂清洗。

(3) 清洗奶嘴时先把奶嘴翻过来,用奶嘴刷仔细刷洗干净。如果奶嘴上有凝固的奶渍,则可以先用热水泡一会儿,待奶渍变软后再用奶嘴刷刷掉。

(4) 清洗奶嘴盖与奶嘴防尘罩,可以使用专用百洁布蘸取专用清洗剂擦洗。

(5) 瓶身、奶嘴、奶嘴盖、奶嘴防尘罩清洗干净后,用流动水反复冲洗干净,倒扣在通风、干燥的地方晾干。

二、奶瓶消毒

奶瓶除了每次用完都要清洗干净外,还需定时消毒,每天至少消毒 1 次。

1. 高温消毒法

高温消毒是将耐高温的物品通过高温煮沸、高压蒸汽、烧灼、干烤等方法进行消毒灭菌。家庭常用煮沸消毒和蒸汽消毒两种方法。

（1）煮沸消毒法。准备一个专用的不锈钢锅，里面装满水，水的深度能完全覆盖奶瓶即可。

若是玻璃奶瓶，瓶身可与冷水一起放入锅中，等水烧开后5分钟再放入奶嘴、奶嘴盖、奶嘴防尘罩等塑胶制品，盖上锅盖再煮3~5分钟后关火，等到水稍凉后，用消毒过的奶瓶夹取出奶瓶、奶嘴、奶嘴盖、奶嘴防尘罩，待自然晾干后再组装好备用。

若是塑胶奶瓶，则要等水烧开之后，再将瓶身、奶嘴、奶嘴盖、奶嘴防尘罩一起放入锅中煮沸消毒，水开后再煮3~5分钟即可，最后以消毒过的奶瓶夹夹起所有部件，并置于干净的通风处，倒扣沥干水分后，再组装好备用。

注意塑胶制品不宜久煮，煮久了容易变形；用于消毒奶瓶的不锈钢锅应是专用的消毒锅，不可与家中其他烹调食物锅混用。

（2）蒸汽消毒法。将待消毒的物品放在一个密闭的加压消毒锅内，通过加热使水沸腾产生蒸汽，利用高温蒸汽的穿透性达到消毒的目的。

电动蒸汽消毒锅品种多样，可以根据家庭的需求选购，使用时遵照使用说明书操作即可。但需要注意的是，使用消毒锅消毒前，仍需先将所有的奶瓶、奶嘴、奶嘴盖等物品彻底清洗干净，然后再一起放入消毒锅。消毒后的奶瓶放置24小时后仍未使用的，使用前应重新消毒。

2. 微波消毒法

微波消毒就是通过微波照射产生热量从而达到杀菌消毒目的的消毒方式。家庭中一般使用微波炉进行消毒。微波消毒法更适用于玻璃奶瓶瓶身，塑胶、乳胶奶瓶，以及奶嘴、奶嘴盖、奶嘴防尘罩不适宜使用微波消毒。

三、注意事项

（1）清洁奶瓶最好在新生儿吸吮完后立即进行，间隔时间过久，奶瓶上残留的奶渍干后难清洗，且瓶身看起来也会呈雾状。

（2）靠近奶嘴孔的地方比较薄，清洗时动作要轻，避免过度用力而撕裂。

（3）瓶身、奶嘴、奶嘴盖的螺纹口应重点清洗，防止藏污纳垢。

（4）玻璃奶瓶应用尼龙奶瓶刷清洗，而塑料奶瓶则宜用海绵奶瓶刷清洗。如用尼龙奶瓶刷刷洗塑料奶瓶，容易把塑料奶瓶的内壁磨毛，更易淤积污渍。

（5）冷热骤然变化易致玻璃奶瓶破裂，天气冷的情况下，清洗玻璃奶瓶需要预热，以防破裂。

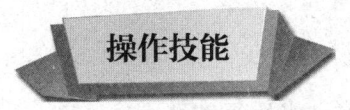

操作技能

煮沸消毒奶瓶

一、操作准备

1. 物品准备：玻璃奶瓶 2 套、大奶瓶刷 1 支、小奶瓶刷 1 支，清洁盆、百洁布、奶瓶清洁剂等。

2. 消毒器皿准备：不锈钢消毒锅 1 套，或专用奶瓶消毒器 1 套。

二、操作步骤

步骤1：清洗干净双手（流动水打湿双手，手心、手背均匀涂抹肥皂，双手交叉反复搓洗，用流动水将双手冲洗干净）。

步骤2：拆开奶瓶的各个部件，如图 3-4 所示，以方便分别清洗。

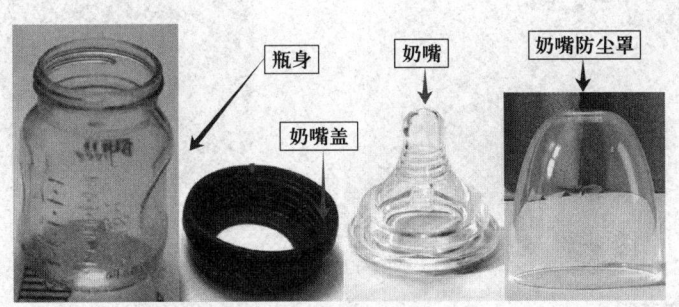

图 3-4　奶瓶常见部件

步骤3：清洗奶瓶各个部件。用百洁布取适量奶瓶清洁剂分别搓洗奶嘴、奶嘴盖、奶嘴防尘罩；奶嘴、奶嘴盖的螺纹处用小奶瓶刷刷洗干净。

步骤4：用大奶瓶刷取适量奶瓶清洁剂刷洗奶瓶内部，如图 3-5 所示，用百洁布取适量奶瓶清洁剂擦洗奶瓶外部。

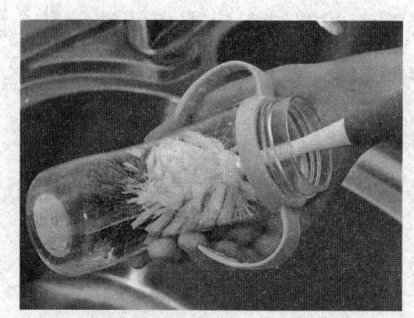

图 3-5 刷洗奶瓶内部

步骤 5：洗净后，将奶瓶全部部件放入清洁盆，用流动水反复冲洗干净。

步骤 6：清洁专用不锈钢消毒锅。

步骤 7：奶瓶瓶身先平放入不锈钢消毒锅中，加水高于瓶身 2 厘米左右。

步骤 8：消毒锅加盖上火大火烧开，煮沸后转中火煮 5 分钟左右。

步骤 9：打开消毒锅盖，放入奶嘴、奶嘴盖、奶嘴防尘罩继续煮沸 3~5 分钟。

步骤 10：关火，用夹子把奶瓶各部件全部夹出来，放在干净的地方沥干水。为了防止消毒后的奶瓶部件被二次污染，建议使用专用的奶瓶沥干器，如图 3-6 所示。

步骤 11：奶瓶各部件沥干水后，重新组装奶瓶；奶瓶组装好后可以直接使用，也可以存放于防尘箱内待用，如图 3-7 所示。

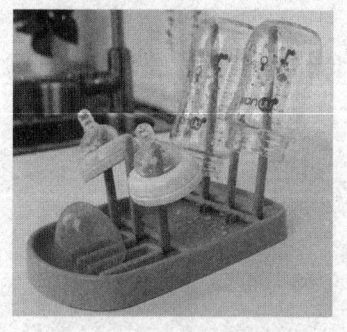 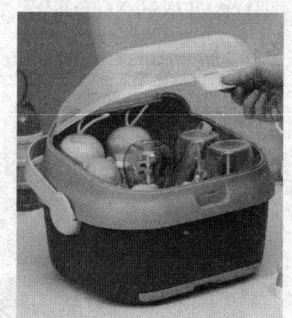

图 3-6 奶瓶沥干器　　　　　　图 3-7 防尘箱

三、注意事项

1. 消毒奶瓶时，要先消毒瓶身 5 分钟，再放入奶嘴等部件一起消毒 3~5 分钟。

2. 清洗奶瓶时，最好加适量专用清洁剂进行清洗，并用清水反复冲洗干净，避免奶渍、清洁剂残留。

3. 消毒后的奶瓶沥干水，暂时不用时，最好放入防尘箱，避免二次污染。

学习单元3　人工喂养新生儿

因母亲乳汁分泌不足或者疾病因素无法进行母乳喂养时，使用代乳品喂养新生儿的方法，称为人工喂养。人工喂养首选配方牛奶粉，因为牛奶蛋白质含量高，其他营养素也较符合新生儿生长发育的需要，与其他代乳品相比，最接近母乳。

新生儿奶粉在牛奶的基础上，加入了新生儿所需的维生素及钙、铁等矿物质，已接近母乳。不同月龄的婴儿奶粉会有不同的配方，需选用与婴儿月龄对应的奶粉喂养。调配奶粉时，只要加 38 ℃左右的温水稀释即可，无须煮沸，比较方便。喂食配方奶粉的新生儿还要适当喂水，否则新生儿易大便发干、出现便秘。

 **相关链接**

配方奶粉选购与储存

一、人工喂养用品

人工喂养新生儿不同于母乳喂养，既要准备吃的，又要准备用的，具体包括但不限于：奶粉、奶瓶、奶瓶刷、奶粉夹、奶具收纳箱、煮沸消毒锅等。母婴护理员不仅要了解这些用品的功能、性状、使用方法，还应掌握这些用品的消毒方法与收纳方法。

1. 奶粉

新生儿配方奶粉依其适用对象分为两大类：一是以牛奶为基础的配方奶粉，适用于大部分新生儿、婴儿；二是特殊配方的配方奶粉，适用于处于特殊生理状况下的新生儿、婴儿，如早产儿、低出生体重儿，需在医师、营养师指导下使用。

特殊配方奶粉依其成分特性可分为：

（1）不含乳糖的配方奶粉，适用于乳糖不耐受的新生儿、婴儿。

（2）部分水解奶粉，适用于轻度腹泻或过敏的新生儿、婴儿。

（3）完全水解奶粉，适用于严重腹泻、过敏或短肠综合征的新生儿、婴儿。

（4）元素配方奶粉，适用于严重慢性腹泻、过敏或短肠综合征的新生儿、婴儿。

（5）早产儿配方奶粉，早产儿的胃肠道功能相对比较弱，早产儿配方奶粉适合早产儿的胃肠道，有利于促进胃肠道功能的改善，也更有利于体重增加。

2. 奶瓶

人工喂养情况下，应准备 2～3 个 100～200 毫升的奶瓶，供新生儿喝奶、喝水使用和备用。新生儿奶瓶一般选择耐热玻璃奶瓶，易于洗刷，且能煮沸消毒。

3. 奶瓶刷

要准备 2 个大奶瓶刷，用于刷洗瓶身；2 个小奶瓶刷，用于刷洗奶嘴、奶嘴盖、奶嘴防尘罩。

4. 奶粉夹

奶粉夹用于袋装奶粉开袋后封口。

5. 奶粉储藏罐

大型奶粉储藏罐适用于储藏开袋后的奶粉，小型奶粉储藏罐适用于外出或特别需要时储藏、携带奶粉。

6. 奶锅

奶锅为煮奶用的小型不锈钢锅。奶锅不宜过大，以每次能煮 500 毫升左右的牛奶为宜，316 不锈钢材质的较好。

7. 奶瓶加热器

调配好的奶液未能一次喝完时，可使用带有温控开关的专用加热器二次加热奶液。

8. 煮沸消毒锅

一般家用的不锈钢锅即可作为煮沸消毒锅，但要专门用于消毒奶瓶和新生儿用品，不能与烹调不锈钢锅混用。

9. 家用消毒器

家用消毒器包括电动消毒锅、消毒柜、微波炉等，一般应专用于奶瓶和新生儿用品消毒。

二、人工喂养方法与技术要点

1. 调配奶液

母婴护理员清洗干净双手，烧开水，消毒奶瓶；开水晾凉至38℃左右时取适量倒入奶瓶，放入适量奶粉，摇匀即可。调配好的奶液要及时食用，未食用的奶液需低温密封保存；未食用完的奶液需及时倒掉，防止变质、滋生细菌。

给新生儿调配奶液，每次调配量要适宜，避免二次污染和浪费。新生儿出生第一天每次喂奶量仅10毫升左右，一般每2~3小时喂一次奶，一天喂奶7~8次即可。随着出生天数不断增加，每次喂奶量也需逐渐增加，每天单次增量5~10毫升，至出生5~7天的新生儿，每次喂奶量可以达到50毫升左右；满月时，每次喂奶量可以达到100毫升左右。

2. 测试奶液温度与流速

（1）测试奶液温度。喂奶前需先测试奶液温度，可以使用水温计直接测量，奶液温度控制在38℃左右为最佳；也可以滴2滴奶液于手腕内侧（见图3-8），感觉不烫、不凉即可。母婴护理员不能直接触碰奶嘴测试温度，以免污染奶液。

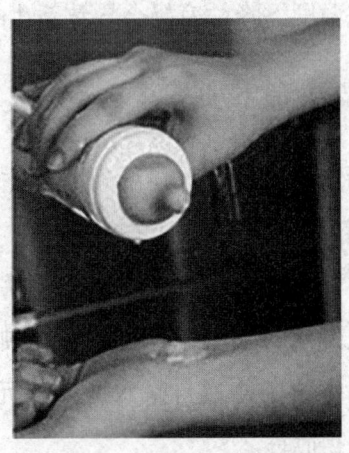

图3-8 手腕内侧测试奶液温度

（2）测试奶液流速。在给新生儿喂奶前必须测试奶液流速。奶液流速不能太快亦不能太慢，流速太快，新生儿容易呛到；流速太慢，新生儿吸吮费力，容易疲劳。常见奶液流速测试方法：将奶嘴朝下让奶液自然流出，每秒能流出2~3滴的速度较为适合新生儿。

3. 喂奶姿势与喂奶时间

给新生儿喂奶时，应抱起新生儿，取斜坐位，将新生儿以头高脚低位斜抱在怀里。一只手安全、舒适地托抱住新生儿，使其斜躺在手臂上；另一只手持奶瓶，奶嘴向下，奶瓶的瓶身与新生儿脸呈 90°，使瓶颈处始终充满奶液，避免新生儿吸入太多空气，如图 3-9 所示。喂奶结束后需将新生儿抱起，轻拍背部，促使其排出吸入的空气，避免漾奶。

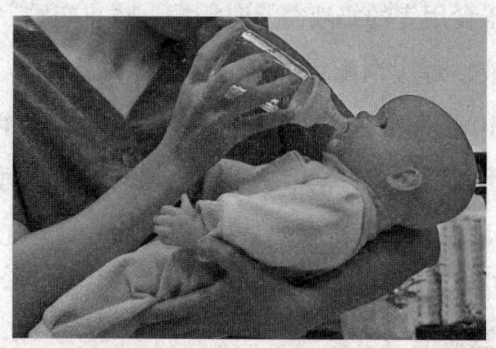

图 3-9 斜卧位喂奶

喂奶时间一般需控制在 10~15 分钟。喂奶时间过短，新生儿可能还没有吃饱，长此以往会引起营养不良。喂奶时间过长，新生儿可能会吃得太多，导致营养过剩；喂奶时间过长导致奶液温度下降，凉奶会导致新生儿肠胃不适。

三、奶粉冲调方法及注意事项

（1）冲调奶粉前，应清洁环境卫生，做好自我卫生，消毒奶瓶；准备好奶粉、奶瓶、38 ℃温水、水温计等。

（2）冲调奶粉时使用不锈钢水壶将自来水烧开、晾凉至 38 ℃左右，水必须完全煮沸。不要使用电水壶烧开水，因其未达沸点或煮沸时间不够。不要用纯净水或矿泉水冲调奶粉，纯净水失去了普通自来水的矿物元素，矿泉水由于本身矿物质含量比较多，不利于新生儿成长。

（3）冲调奶粉时，要先向奶瓶中放 38 ℃的温水，然后再放奶粉。水温过高会使奶粉中的乳清蛋白凝块、维生素和免疫活性物质被破坏，影响消化吸收；水温过低会刺激新生儿肠胃，引发腹泻、腹胀。

（4）奶粉最好是即冲即喂，不要长时间放置。冲调好的奶液在未食用的情况下，常温保存即可，保存时间不能超过 2 小时；若放在冰箱中冷藏，则不能超过

12小时。冲调好的奶液不要放入保温器皿里保温,温度长时间高过常温会加速奶液变质。食用后剩余的奶液应倒掉,避免滋生细菌。

（5）冲调奶粉时,奶粉量与水量必须符合比例要求,奶液过浓或过稀,皆会影响新生儿的健康。奶液过浓,新生儿的消化功能难以负担,肾脏的排泄功能也难以承受；奶液过稀,蛋白质及各种营养物质含量不足,会导致新生儿营养不良。

（6）冲调好的奶粉不能再煮沸,煮沸后会使蛋白质、维生素等营养物质的结构发生变化,从而失去原有的营养价值。

（7）新生儿使用的奶具、饮水用具必须每日消毒,存放于密闭的干燥环境中,不宜存放于高温、潮湿、不洁环境中,亦不宜存放于冰箱里,避免滋生细菌。

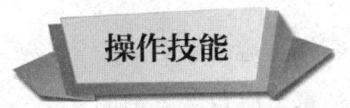

给新生儿喂奶

一、操作准备

1. 母婴护理员准备：清洁环境卫生,清洁个人卫生,洗干净双手。

2. 物品准备：消毒奶瓶1个、奶粉1罐、38 ℃温水适量、水温计1个、围嘴1个、椅凳1把、餐巾纸或小方巾1条、干净的尿布或尿不湿等。

二、操作步骤

步骤1：检查、照护新生儿便溺,更换尿湿的尿布。

步骤2：再次洗干净双手,取奶瓶,放入与新生儿出生天数相适宜的温水,再放入适量奶粉；放上奶嘴,拧紧奶嘴盖后将奶液摇匀。

步骤3：检测奶液温度和流速。

步骤4：抱起新生儿、坐下,将新生儿以坐位形式置于股骨处,使头部正好落在肘窝里,同时用前臂支撑起新生儿的后背,呈半躺的姿势。

步骤5：拿起奶瓶,用奶嘴轻轻触碰新生儿嘴唇,待其张开嘴后顺势轻轻将奶嘴放进新生儿口中；调整好奶嘴位置、奶瓶角度喂养新生儿。

步骤6：面带微笑,亲切地看着新生儿,边喂奶边轻声与新生儿说话、唱歌、促使新生儿轻松、自然、愉快地喝奶；过程中如有奶液从新生儿嘴角流出，及时用餐巾纸或小方巾擦拭干净。

步骤7：新生儿吃饱后，将新生儿抱起拍嗝。

步骤8：安抚新生儿以右侧卧位姿势休息。

步骤9：一边关护新生儿，一边整理收纳喂奶用品、用具，清洁环境卫生。

三、注意事项

1. 喂奶时应该注意新生儿的安全，要将新生儿抱紧，防止其从怀里滑落；要尽可能让新生儿紧贴自己的身体，从而增加新生儿的安全感。

2. 喂奶前必须先测试奶液温度与流速，确认奶嘴孔大小适当。

3. 新生儿仰卧位吃奶时，奶瓶要倾斜与新生儿脸呈45°，使奶瓶的瓶颈始终充满奶液，使新生儿能够充分含吮奶嘴，避免吸入太多空气。

4. 喂完奶后，必须为新生儿拍嗝，使其吐出吸入的空气，避免漾奶。

5. 喂完奶后，及时倒掉瓶中余奶，彻底冲洗干净并消毒，以免滋生细菌。

学习单元4　拍嗝技术应用

新生儿和6个月以内婴儿的胃呈水平状且胃容量比较小，在吃奶时不可避免吸入一些空气，如果不把胃内空气排出，则很容易出现吐奶、溢奶，因此吃完奶后需要及时拍嗝，使吸入胃内的空气排出。

常见的拍嗝方法有竖抱式（肩扛式）拍嗝、坐式拍嗝、趴式拍嗝（不常用）等，可以根据实际情况选择相应的拍嗝方法。拍嗝应在新生儿吃完奶，休息2~3分钟后进行，一般轻轻拍打5分钟左右，促使新生儿打出一个响亮的嗝即可。

一、竖抱式（肩扛式）拍嗝

在肩膀上垫一块干净的毛巾，抱起新生儿，一只手托住新生儿的臀部并扶好腰部，让新生儿趴在母婴护理员肩膀上，如图3-10所示；另外一只手五指并拢，手心弓起,形成空心掌(见图3-11),自下而上轻轻拍打新生儿的背部,一遍拍打一遍上下直捋。如此循环拍打5分钟左右,多数新生儿即可打出嗝来,排出吸入胃内的空气。

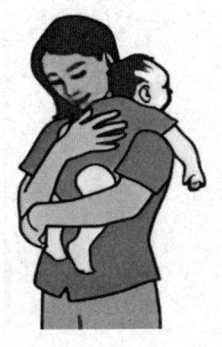 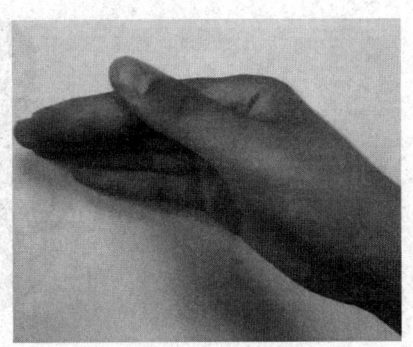

图3-10 竖抱式(肩扛式)拍嗝　　　　图3-11 空心掌

二、坐式拍嗝

新生儿如果可以短时间坐立,可以让新生儿坐在母婴护理员大腿上,一只手从新生儿腋下环抱过来,让新生儿身体稍前倾,趴在母婴护理员的前臂上,如图3-12所示;另一只手以空心掌自下而上轻轻拍打新生儿的背部,一遍拍打一遍上下直捋。如此循环拍打5分钟左右,多数新生儿即可打出嗝来,排出吸入胃内的空气。

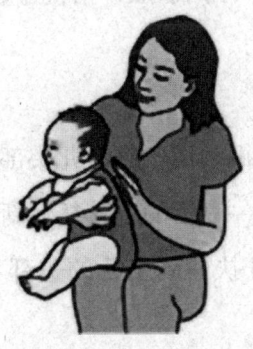

图3-12 坐式拍嗝

三、趴式拍嗝

母婴护理员取坐位,一只手臂上放一块口水巾,将新生儿的脸朝下、侧靠在母婴护理员的前臂上,身体趴在母婴护理员的大腿上,使头略高于身体,如

图 3-13 所示；另一只手以空心掌自下而上轻轻拍打新生儿的背部，一遍拍打一遍上下直捋。如此循环拍打 5 分钟左右，多数新生儿即可打出嗝来，排出吸入胃内的空气。

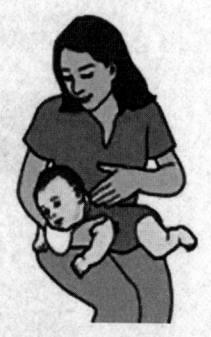

图 3-13 趴式拍嗝

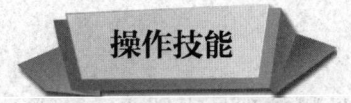

肩扛式拍嗝

一、操作准备

1. 母婴护理员准备：换上干净的衣服，清洗干净双手，保持手部温暖。
2. 物品准备：干净的小方巾。

二、操作步骤

步骤 1：肩膀上铺一条小方巾，用于新生儿头部倚靠。

步骤 2：轻轻抱起新生儿，一只手的上臂托住新生儿臀部，另一只手的前臂护住新生儿的腰部，手部五指分开扶住新生儿的头部和颈部，使新生儿竖着贴在母婴护理员胸前。

步骤 3：将新生儿的臀部往上抬，使新生儿的头靠在肩膀的小方巾上。

步骤 4：另一只手五指并拢，手掌略微弓起，使手心呈弓状，形成空心掌。

步骤 5：持空心掌由下而上轻轻拍打新生儿背部，拍打一遍、直捋一遍。

步骤 6：循环拍打 5 分钟左右，待新生儿打出一个嗝后即可停止。

步骤 7：让新生儿休息，整理环境，收纳物品。

三、注意事项

1. 新生儿头部、颈部比较脆弱，支撑力不足，抱新生儿时要保护好其头部和颈部。

2. 新生儿吃完奶后，要避免摇晃，待休息 2~3 分钟后再行拍嗝。

3. 拍背的手必须五指并拢，手心弓成弓状，以空心掌自下而上进行拍打。

4. 新生儿吃奶量少，吸入胃内的空气少，可能不会打嗝；如果连续拍嗝达 5 分钟，新生儿仍未打嗝就不要继续拍了。

5. 如果新生儿吃奶后频繁吐奶，并伴有哭闹等情况，应及时带新生儿到医院就诊。

培训课程 2

生活照护

学习单元1　观察记录新生儿二便

仔细观察新生儿二便的变化，可以及时发现新生儿的发育与健康状况，母乳喂养者还可以了解母乳的质量和母亲的营养状况。

一、新生儿大便

新生儿一般在出生24小时内会排出胎便，随后2~3天会排棕褐色的过渡便，之后转为正常大便。由于喂养条件不同，正常大便的性状也有差异。

1. 新生儿正常大便特点

（1）正常情况下，新生儿出生24小时内即会排出胎便。胎便是由胃肠分泌物、胆汁、上皮细胞、胎毛、胎脂及羊水等组成，颜色通常是深绿色，呈黏糊状，没有臭味。如果新生儿出生24小时后仍然未排出胎便，应请医生检查确定原因。

（2）首日胎便排出后，随后的2~3天会持续排出棕褐色的过渡便，之后就转为正常大便了。

（3）出生3日后，母乳喂养的新生儿大便通常为黄色或金黄色、软膏状，均匀一致，带有酸味；每日排便2~6次不等。

（4）人工喂养的新生儿，大便为淡黄色、硬膏状，常混有灰白色的"奶瓣"，并带有一定的臭味；每日排便1~3次不等。

（5）混合喂养的新生儿大便呈黄色或淡褐色，较软，有臭味；每天排便2次左右。

2. 常见异常大便的性状及应对措施

（1）母乳喂养的新生儿，如大便颜色正常，但便与水分开，大便次数增多或便中泡沫增多、酸味重，说明新生儿消化不良，提示母乳中糖分太多，母亲应减少糖的摄入量。

（2）母乳喂养的新生儿，如大便有硬结块、臭味特别重，说明母乳中蛋白质过多，母亲应适度减少蛋白质的摄入量。

（3）量少、次数多、呈绿色黏液状的大便也称为"饥饿性大便"，往往是喂养不足引起的。出现饥饿性大便时，只要给予足量喂养，新生儿大便就可以转为正常。

（4）新生儿大便稀，呈黄绿色且带有黏液，有时呈豆腐渣样，可能是霉菌性肠炎引起的，需要及时到医院就诊。

（5）新生儿大便中水分增多，呈汤样，水与便分离，而且排便的次数和量有所增加，多为肠炎或秋季腹泻等疾病，应及时带新生儿到医院就诊。

（6）新生儿大便恶臭、有臭鸡蛋味，主要原因是蛋白质摄入过量或蛋白质消化不良，可能是配方奶浓度过高或进食过量所致，可适当稀释奶液或限制奶量1~2天。

（7）新生儿大便稀，含较多黏液或混有血液，且排便时新生儿哭闹不安，应考虑细菌性痢疾或感染性腹泻，及时到医院就诊。

（8）新生儿大便如淘米水样，排便无腹痛，短时间内出现脱水、抽搐、休克等症状，则感染霍乱的可能性比较大，必须立即到医院就诊。

（9）新生儿大便呈白色或陶土色，且伴有黄疸、瘙痒等症状，应考虑胆道梗阻的可能性，及时到医院就诊。

（10）新生儿血便需立即到医院就诊。血便的表现形式多种多样，如果怀疑新生儿肠道出血，首先应分析是否为服用铁剂或食用大量含铁的食物引起的假性便血；如果是鲜红色血便，表明血液来自直肠或肛门；如果大便呈果酱色，可能为肠套叠；如果是柏油样黑便，可能是上消化道出血；如果大便颜色暗红并伴有恶臭，可能为出血性、坏死性肠炎。

二、新生儿小便

1. 新生儿正常小便特点

新生儿一般在出生后24小时内排尿，但也有新生儿会在分娩过程中就排出第一次尿，所以出生后的第一天不再排尿。总体说来，出生头3天的新生儿，尿量很少,与胎便一起混在尿布上,不容易被发现。

(1) 尿量。刚出生的新生儿的尿量很少,一天的尿量约为 10~30 毫升;随着进食量逐渐增加,一周后每日尿量可达 400~500 毫升。

(2) 小便次数。出生后的第一天,新生儿可能没有尿或者排尿 3~5 次;以后,随着摄入量逐渐增加,一昼夜排尿可达 20 次左右。

(3) 小便颜色。新生儿尿液颜色可能偏黄且浑浊,一般 2~3 天后逐渐转为透明或淡黄色。

2. 常见异常小便的性状及应对措施

(1) 黄色尿。排除服用维生素 B_2 的情况下,主要考虑液体摄入不足,常见于炎热的夏季。如补充足量液体后无明显改善应及时就诊。

(2) 尿臊味明显。新生儿的尿液如有明显的臊味,通常是液体摄入量太少或炎热排汗量大所致,适当增加饮水量,促进排尿次数增加。如无明显改善,需要及时就诊。

(3) 浓茶色尿。常见于严重的新生儿黄疸患儿,一般黄疸消失后即可恢复正常。

(4) 乳白色尿。新生儿水分补充不足,尿液浓缩,尿液中的磷酸盐、尿酸盐结晶会使小便呈现乳白色,多见于寒冷的冬季,适当保暖和增加饮水量即可。

(5) 粉色尿。新生儿饮水不足,尿液浓缩,尿液中草酸盐结晶会使小便呈现粉红色,多见于炎热的夏季,适当控制环境温度和增加饮水量即可。如同时伴有发热、排尿次数增加、排尿哭闹、食欲差、精神差等症状,应及时就诊,排除泌尿系统感染。

泌尿系统感染是新生儿比较常见的疾病,常见症状为尿频、尿急、尿痛。但是,新生儿即使存在这些症状也无法用语言表达,因此应仔细甄别,如果新生儿有不明原因的发热、烦躁、哭闹、食欲不佳、精神萎靡等症状,应及时就诊。

学习单元 2 尿布更换技术方法

新生儿排便、排尿比较频繁。由于新生儿皮肤非常娇嫩,如不及时检查、更换便后的尿布，容易引起新生儿红臀。新生儿每天需要储备10～20块干净的尿布，方可满足便后及时更换的需要。

给新生儿更换尿布时要注意卫生，做好清洁。新生儿使用的尿布要选用透气性好、柔软舒适的棉质尿布，以减少对新生儿皮肤的刺激；尿布的颜色最好是白色或者浅色，方便观察新生儿二便情况，清洗的时候也能够看到是否干净。尿布最好不用新布制作，使用半旧的棉质秋衣秋裤、床单等，清洗干净、消毒后改制的就很好。

尿布、尿不湿各有利弊。就吸水性而言，尿不湿的吸水性比较好，尿布的吸水性相对不足。就透气性而言，尿不湿透气性比较差，而尿布由棉布裁剪而成，透气性比较好。就经济性而言，尿不湿为一次性用品，价格较高，不可以循环使用；尿布使用过后清洗干净，可以循环使用。就便捷程度而言，尿不湿为一次性用品，不用重复清洗，比较便捷；尿布每次更换下来都要认真清洗、消毒，不够便捷。就安全性而言，尿布经彻底清洗、消毒，安全性更高。

一般情况下，新生儿时期使用尿布要比使用尿不湿更好，具体可因人、季节、时间而定，建议白天用尿布、晚上用尿不湿，保障新生儿和护理人员拥有高质量的夜眠。如果新生儿出现红臀、皮肤糜烂等情况，最好只用尿布，不要用尿不湿。

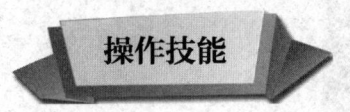

操作技能

技能1　为新生儿换尿布

一、操作准备

1. 母婴护理员准备：清洗干净双手，保持双手温暖。

2. 物品准备：干净的布尿裤1条或三角形尿布1块、长方形尿布1块、38 ℃的温水1 000毫升、棉质小方巾1块、湿纸巾1包、护臀霜1瓶、盥洗盆1个。

二、操作步骤

步骤1：依据长方形尿布成品大小，决定是否需要将长方形尿布折叠成长条状。

步骤2：一只手抓住新生儿的双脚脚踝，轻轻向上提起、抬高新生儿臀部，撤下脏尿布放入盥洗盆内。

步骤3：盥洗盆中放入温水，用小方巾沾温水清洗干净新生儿臀部，或用湿纸巾擦拭干净。

步骤4：新生儿臀部清洁干净后，涂抹适量护臀霜。

步骤5：换上干净尿布。

方法1：把三角形尿布平铺在床上，将折叠好的长方形尿布放在三角形尿布之上；新生儿放在长方形尿布上面，臀部压在尿布上1/3，再将长方形尿布和三角形尿布向上兜至新生儿腰腹部，最后将三角形尿布兜过来，在新生儿腹部打结（最好使用粘扣），固定尿布。

方法2：把布尿裤平铺在床上，如内可填充尿布，则把折叠好的长方形尿布塞入布尿裤内、撑平（也可以将长方形尿布放在布尿裤上面，不同款式使用方法会有所不同，依据相应款式说明操作即可）；新生儿放在布尿裤上1/3，将布尿裤下端由新生儿裆部上折至腹部、与布尿裤后腰对齐，扣上布尿裤搭扣即可，如图3-14所示。

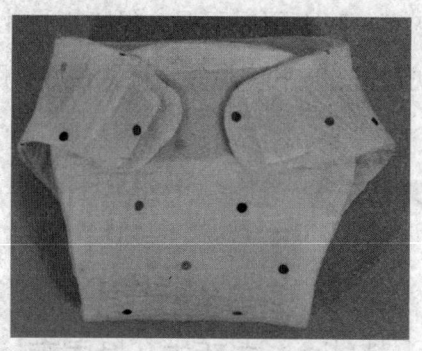

图3-14 布尿裤

步骤6：整理好新生儿上衣，将新生儿放到床上休息。

步骤7：收纳物品，整理环境卫生，清除污物。

三、注意事项

1. 事先准备好全部物品，动作要轻、稳、快；冬季操作时双手、尿布需保持温暖。

2. 擦拭新生儿臀部时，女新生儿要从前往后擦，以防粪便污染外阴，引起泌尿系统感染。

3. 除夏季外，其他季节不宜用湿纸巾直接擦拭新生儿臀部，以免冷刺激影响新生儿健康。

4. 如仅使用长方形尿布，可在新生儿腰部系个扁平的松紧带，将尿布两头穿过松紧带翻折过来，避免尿布脱落。松紧带不能太紧，只要保持尿布掉不下来即可。

学习单元3 新生儿衣物清洗

新生儿皮肤娇嫩，具有体温调节功能不完善、机体抵抗力弱、活动较多、皮脂腺分泌多、排尿次数多、生长发育快等特点。因此，新生儿的衣物应以质地柔软、透气性好、吸水性强、无染色的棉织品布料为主。

一、新生儿衣物基本要求

1. 质地要求
新生儿衣物应选择质地柔软、透气性好、吸水性强的棉织品布料。

2. 颜色要求
以不染色或浅色为主。色彩鲜艳的服装通常甲醛等化学物质含量偏高，应避免选择。

3. 款式要求
新生儿衣物以宽松、便于穿脱、简单为宜，过分繁杂或者有配饰的衣物，可能会对新生儿造成伤害。

4. 大小要求
为穿脱方便，新生儿的衣服不宜太小，尤其是裤子、毛衣等外衣要宽大一些。贴身的内衣则要避免过大而失去保暖的作用。

5. 安全要求
衣物的领口、帽边不可使用长绳，外露的绳带长度不得超过14厘米；套头衫领圈展开后，周长尺寸不小于52厘米，避免穿脱过程中对新生儿造成伤害。

二、新生儿衣物清洗方法

1. 衣服清洗方法

（1）单独清洗。新生儿的衣物应单独清洗，不能与其他人的衣服混洗。分开清洗可有效避免衣物交叉感染。

（2）内衣外衣分开清洗。外衣与外界直接接触，容易藏污纳垢，而内衣是直接接触皮肤的，分开清洗可避免外界病菌侵袭新生儿皮肤。

（3）手工清洗。新生儿的衣物最好手工清洗，一般情况下洗衣机里有许多细菌，这些细菌会对新生儿造成危害。如果选择用洗衣机清洗，则要购买专门用于清洗新生儿衣物的小型洗衣机。

（4）选择专用清洗剂。为减少清洗剂残留对新生儿的皮肤刺激，应选择婴儿专用的衣物清洗剂清洗新生儿衣物。

（5）及时清洗。新生儿的衣物上的污渍应尽快清洗，因为刚沾上的污渍通常比较容易洗净。如果过一两天才清洗，污渍深入纤维，则很难清洗干净。

（6）新衣应洗后再穿。新的衣物穿之前要先清洗一下，以清除甲醛等有害物质。清洗时可在清水中加点白醋，既消毒又可使衣物更加柔软。

（7）慎用除菌剂、漂白剂。除菌剂、漂白剂都是化学合成品，或多或少都会刺激皮肤，清洗新生儿衣物时最好不使用。

（8）彻底漂洗干净。清洗新生儿的衣物一定要用清水漂洗干净，去除残留的清洗剂，尤其是内衣内裤，否则会造成新生儿皮肤损伤。

（9）晾晒要求。新生儿衣物放在阳光下晾晒，衣物干得快、干得透，阳光中的紫外线更能起到杀菌消毒的作用。

2. 尿布清洗方法

（1）换下来的尿布应存放在固定的盆中，不要随地乱扔，亦不要与其他衣物混放。

（2）只有尿液的尿布可以用清水漂洗干净后，再用开水烫一下。如果尿布上有粪便，应先用专用刷子将粪便去除，然后放进清水中用中性的清洗剂清洗，再用清水反复冲洗干净。

（3）尿布洗净后，用开水浸泡10分钟左右消毒，或放入水中煮沸消毒10分钟左右效果更好。

（4）清洗消毒后的尿布宜放在太阳下晒干，可达到除菌的目的。天气不好时，可放在室内通风处晾干，然后用电熨斗（非蒸汽熨斗）熨烫一下，达到除湿消毒的目的。

3. 新生儿用品清洗方法

新生儿使用的毛巾、浴巾、睡袋、床单、被罩等用品，应根据使用情况及时清洗干净。毛巾应使用一次清洗一次，并晒干备用；浴巾使用几次后可根据情况清洗，但每次使用后应晾晒消毒；睡袋若没有污渍、尿渍等，可根据情况定期清洗；被褥、床单等在没有严重污染的情况下，可以一个月拆洗、消毒一次，或随脏随拆洗，洗后在阳光下晾晒并消毒。

三、注意事项

1. 新生儿衣物清洗后不要使用衣物柔顺剂，否则会降低衣物的吸水性。
2. 新生儿换下的衣物和尿布应及时清洗。
3. 新生儿衣物必须单独清洗，内衣与外衣必须分开清洗。

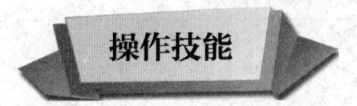

操作技能

清洗消毒尿布

一、操作准备

物品准备：盥洗盆1~2个，婴儿肥皂1块，婴儿专用洗衣液1瓶，专用消毒锅1个（或开水1 500毫升），清洁硬毛刷1把。

二、操作步骤

步骤1：检查尿布是否有粪便，如有先用硬毛刷清除。

步骤2：盥洗盆中放35~40 ℃的温水，放入尿布浸泡5分钟左右，漂洗掉尿布上的尿液和残余粪便。

步骤3：盥洗盆中放适量洗衣液、35~40 ℃的温水，放入漂洗后的尿布，浸泡10分钟左右。

步骤4：拿起尿布拧至不滴水，在污渍重点区域涂上婴儿肥皂，重点搓洗。

步骤5：污渍重点区域搓洗干净后，再度放到洗衣液水里整体搓洗。

步骤6：尿布上的污渍搓洗干净后，盆中换清水漂洗2~3遍。

步骤7：尿布漂洗干净后，拧干水放到盆里，加入开水烫10~15分钟，或放入专用消毒锅中煮沸消毒10~15分钟。

步骤8：取出消毒好的尿布，拧干水分，放在阳光下晒干。

步骤9：晒干的尿布要及时整理收纳，分类存放于防尘、防潮的收纳箱里。

三、注意事项

1. 尿布清洗后，一定用清水漂洗干净，避免清洗剂残留。

2. 尿布清洗后，可以用开水烫后再晾晒，不必每次都煮沸消毒，可以在使用3~5次后煮沸消毒一次。

3. 清洗干净的尿布要尽量放在阳光下晒干，利用阳光中的紫外线杀菌消毒。

学习单元4　新生儿穿脱衣物照护

新生儿不具有规律的作息时间、便溺习惯，每日便溺次数频繁，每日给新生儿穿脱衣物是母婴护理员的基本工作之一。给新生儿穿脱衣物前，应先根据气候情况关闭门窗，避免对流风吹到新生儿；保持室内温暖，将室内温度调节至25 ℃左右，避免新生儿着凉。

一、开襟上衣穿脱方法

1. 穿开襟上衣

（1）将干净的开襟上衣平放在床上，前襟左右分开，如图3-15所示。

（2）脱掉新生儿身上的脏衣物，并做必要的身体卫生清洁。

（3）将新生儿平放在干净的上衣上，如图3-16所示，将一侧衣袖自下而上折叠至肩部，一只手轻轻抬起新生儿同侧胳臂，使其肘关节弯曲，将其手臂从折袖中穿出；母婴护理员另一只手从同侧袖口处伸进袖筒，将新生儿的手轻轻拉出来，如图3-17所示。

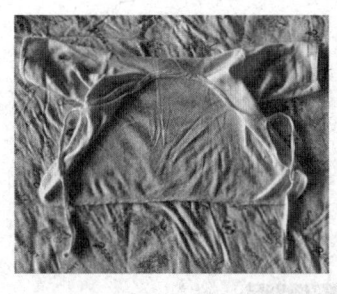 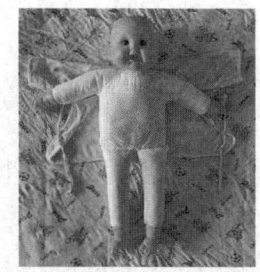 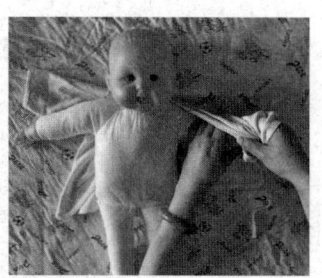

图3-15　准备开襟上衣　　图3-16　新生儿平躺在衣服上　　图3-17　穿袖子

（4）整理好该侧衣袖，把该侧半襟拉过来遮住新生儿腹部并抚平。

（5）用同样的方法穿另一侧袖子（见图3-18），整理好衣袖，把另外半襟拉过来交叠在新生儿前腹至腋下，抚平，系上带子（或扣上扣子），如图3-19所示。

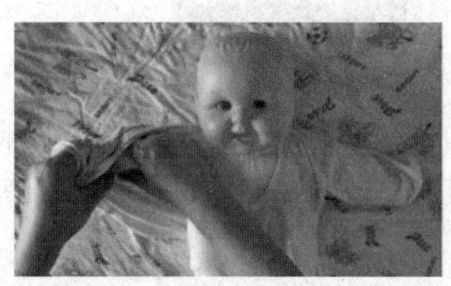 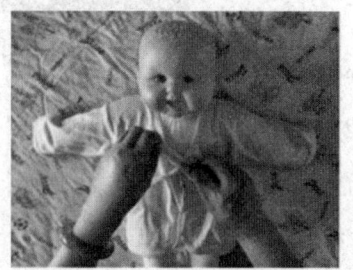

图3-18　穿袖子（另一侧）　　图3-19　整理衣服

（6）把新生儿轻轻侧翻过来，抚平上衣背部，然后再将新生儿平放，整理衣领、腋窝等部位即可。

2. 脱开襟上衣

（1）把新生儿平放在床上，解开上衣的扣子或带子，掀开一侧衣襟。

（2）一只手轻轻抬起新生儿的一只胳膊，另一只手的手指从其腋下伸进去握着其肘部，使新生儿肘关节稍微弯曲。

（3）置换握持胳膊的手，抓住袖口，然后轻轻把新生儿的胳膊从袖管里拉出来，用同样的方法脱去另一侧的袖子。

（4）一只手轻轻穿到新生儿的后背下，将新生儿托起，另一只手将上衣抽出来。

（5）取温水、小方巾清洁新生儿身体并迅速擦干净水渍。

（6）为新生儿换上干净的上衣。

二、裤子穿脱方法

1. 穿裤子

（1）干净的裤子放在床上，把裤腿自下而上折叠至裤腰处、呈圆圈形，如图3-20所示。

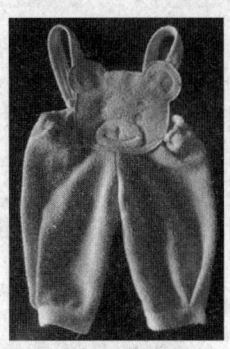 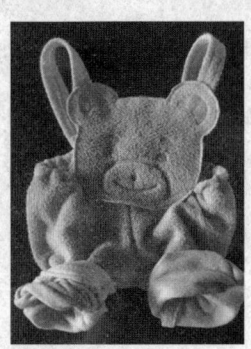

图3-20　折叠裤腿

（2）一只手持圆圈形裤腿，另一只手轻轻抬起新生儿同侧的腿和脚，将裤腿套在新生儿腿上并提升至大腿部，如图3-21所示，用相同的方法穿上另一只裤腿。

（3）穿好两只裤腿后，一只手轻轻地托起新生儿下半身，另一只手将裤腰向上提至新生儿腰间并包住上衣，如图3-22所示，顺势撑平裤腿，将裤子整理好即可，如图3-23所示。

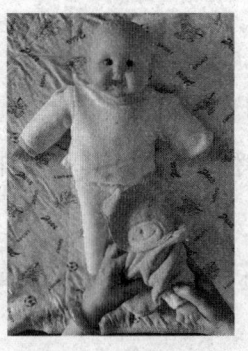 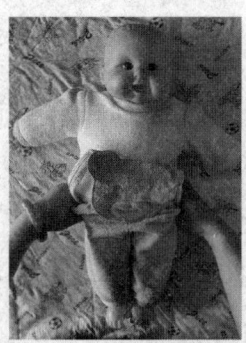 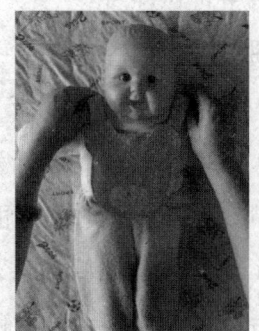

图3-21　穿裤子　　　图3-22　裤腰过臀　　　图3-23　整理裤子

2. 脱裤子

（1）把新生儿平放在床上，一只手张开、手心向上，轻轻插入新生儿背臀处，抬起新生儿的臀部。

(2) 另一只手左右交替将裤腰脱至新生儿膝盖处。

(3) 取出放在新生儿背臀部的手,再从新生儿臀下穿过,轻轻托起新生儿的大腿和膝关节;另一手抓住同侧裤脚,顺势轻轻将裤腿从腿上脱下来,用相同的方法脱去另一条裤腿。

(4) 取 38 ℃ 左右的温水、小方巾清洁新生儿身体并迅速擦干水渍。

(5) 换上干净的尿布、穿上干净的裤子。

三、新生儿穿脱衣物注意事项

(1) 穿衣服的顺序是先穿上衣,再穿裤子。

(2) 脱衣服的顺序是先脱裤子,再脱上衣。

(3) 新生儿四肢呈强硬的屈曲状,不会配合穿脱衣服的动作,因此,新生儿衣物要宽松一些,操作时动作尽量轻缓。

(4) 穿脱衣物时的室内温度应保持在 25 ℃ 以上。

(5) 冬季穿脱衣物时,除应先调好室内温度外,还应保持要穿的衣物温暖,可用吹风机或取暖器预热一下。

(6) 不要给新生儿穿过多的衣物,穿得太多不仅使其手脚被束缚、影响活动,还不利于散热。

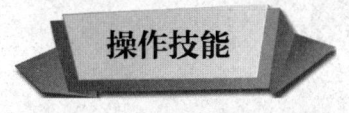

给新生儿穿脱套头上衣

一、操作准备

1. 环境准备:关好门窗,室内温度调节至 25 ℃,保持室内光线明亮。

2. 物品准备:干净的上衣、盥洗盆、38 ℃ 的温水、小方巾 2 块(干湿各 1 块)、衣架。

3. 母婴护理员准备:换上干净的外套,清洗干净双手,保持双手温暖。

二、操作步骤

步骤 1:清除床上的杂物、污物,将新生儿干净的衣物、盥洗用品置于方便取用的位置。

步骤2：使新生儿仰面平躺在床上，检查衣物的安全性，如有长绳、坚硬物件应弃用。

步骤3：把上衣自下而上卷至胸部，如图3-24所示。

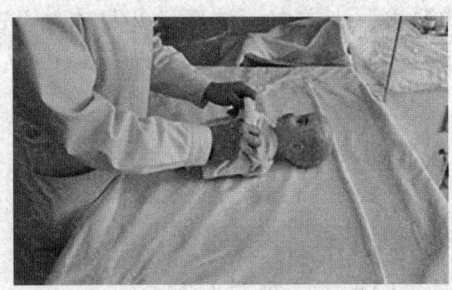

图3-24　卷至胸部

步骤4：将新生儿一侧手臂从袖筒内脱出，然后将另一侧手臂从袖筒内脱出，如图3-25所示。

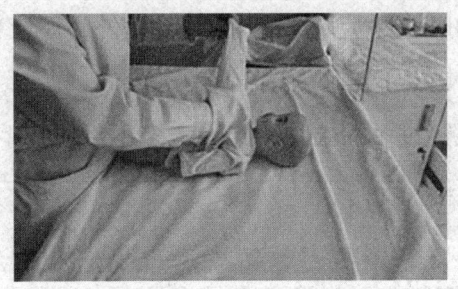

图3-25　脱下袖子

步骤5：双手将衣服领口撑大一些，双手无名指、小手指轻轻托起新生儿头颈，双手大拇指、食指相对撑开领口，将套头上衣从新生儿头部脱下，如图3-26所示。

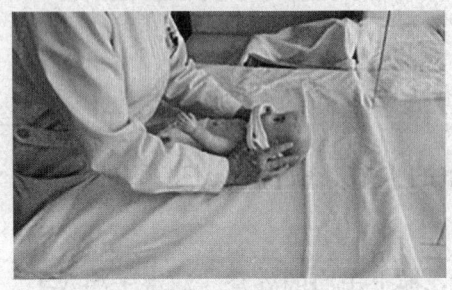

图3-26　脱下套头上衣

步骤6：检查新生儿身体是否有污物或异味，如有，盥洗盆放温水，用小方巾沾温水清洁干净。

步骤7：将干净的套头上衣自下而上卷至领口，双手大拇指、食指相对撑开领口，双手无名指、小手指轻轻托起新生儿头颈，将上衣穿过头部、套入颈部，如图3-27所示。

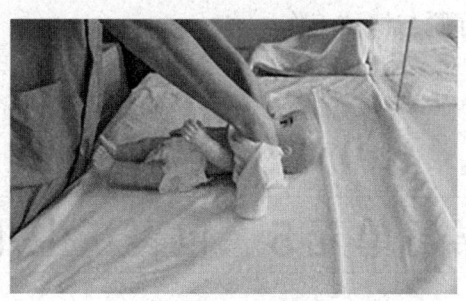

图3-27 穿至颈部

步骤8：将一侧衣袖自袖口卷至肩部，一只手握住新生儿手臂，另一只手拿捏住袖卷并将袖子套在新生儿同侧手臂上，使新生儿手臂穿过袖筒，如图3-28所示，用同样方法穿另一侧袖子。

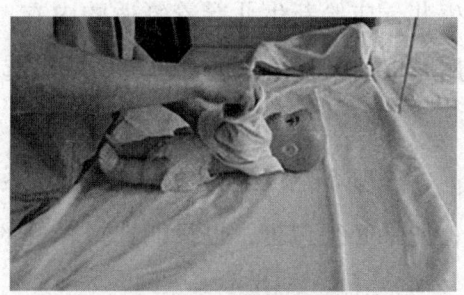

图3-28 穿袖子

步骤9：双手把上衣下摆向下撑平，使新生儿侧身，撑平上衣背部，如图3-29所示。

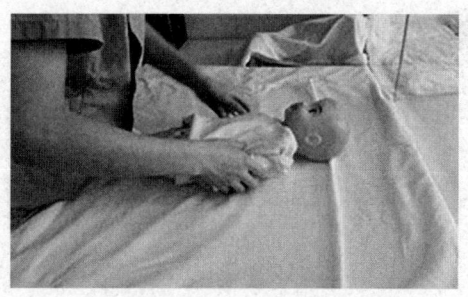

图3-29 上衣抚平

步骤10：安抚新生儿休息并交由他人照护，清洁工作环境、整理收纳物品。

三、注意事项

1. 穿脱衣物前必须关好门窗，防止产生对流风。

2. 动作要轻柔、平稳、快速，不能生拉硬拽，注意保护新生儿的手足指节，在15分钟内完成衣物穿脱与清洁工作。

学习单元5　包裹新生儿

新生儿身体极其柔软，自我身体控制力不足，不能抬头，若抱起新生儿时动作不标准可能会伤到新生儿。将新生儿包裹起来，既可使新生儿获得足够的温暖和安全感，又方便抱起。包裹新生儿的方式和包裹物薄厚要依据季节、外界环境温度而定。

寒冷的冬季包裹新生儿，应给新生儿穿着舒适的内衣，贴近身体用薄棉被或线毯进行包裹，外层再用厚棉被或厚棉毯进行包裹，可以起到很好的保暖、防寒、保证安全的作用。

夏季环境温度比较高，一般不建议进行包裹，而是要尽量给新生儿穿着透气性好的衣物，避免过热；如果必须包裹，也只能选择轻便的毛毯或很薄的包被作为包裹物。

春秋季外界环境温度相对比较适宜，一般穿着适宜衣物后，可以使用较薄的包被进行包裹。

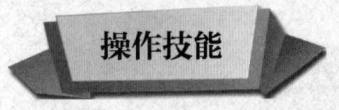

操作技能

包裹新生儿

一、操作准备

1. 环境准备：关好门窗，避免对流风，室内温度调节至25 ℃，保持室内光线明亮。

2. 物品准备：一米见方的线毯或薄棉被1条，必要的清洁用品、干净的尿布、松紧带等。

3. 母婴护理员准备：双手清洗干净，保持双手温暖，换上干净的外衣。

二、操作步骤

步骤1：检查新生儿身体（尤其是臀部）是否清洁，如臀部有便溺应清理干净、更换尿布。

步骤2：将线毯或薄棉被呈"角前位"平铺在床中间，将上角向下折叠，使上角与左右角在一条直线上，如图3-30所示。

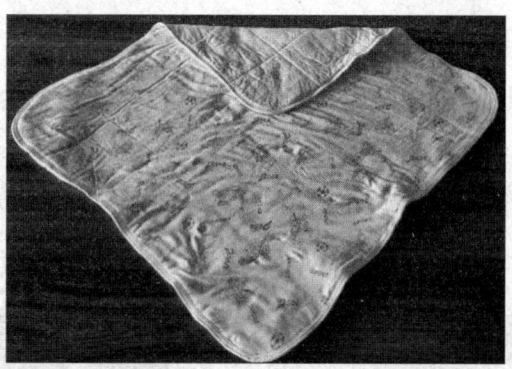

图3-30 折叠被角

步骤3：将新生儿放在线毯或薄棉被的对角线上，肩颈部位于对折线处，如图3-31所示。

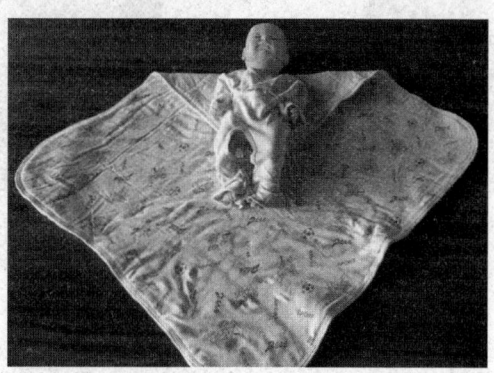

图3-31 放置新生儿

步骤4：将新生儿一侧上下肢捋顺，提起该侧线毯或薄棉被角向对侧包住新生儿，如图3-32所示，折转处放在新生儿背下。

步骤5：轻轻捋直新生儿双腿，将底部被角向上折，超过颈部的被角再行反向下折，如图3-33所示。

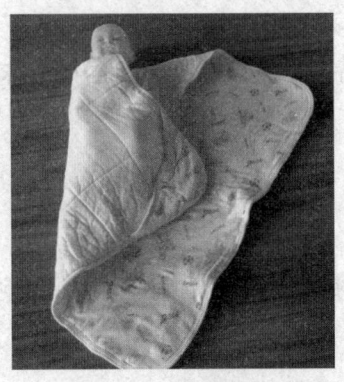

图3-32 侧包

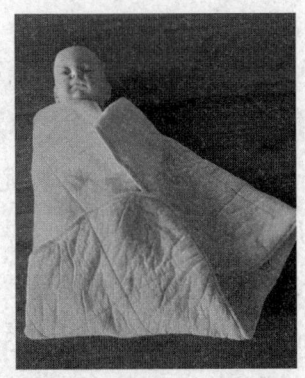

图3-33 上折底角

步骤6：将新生儿另一侧上下肢捋顺，提起该侧线毯或薄棉被角向对侧环绕，包住新生儿，折转处放在新生儿背下，如图3-34所示。

步骤7：将松紧带置于床上、拉直，包裹好的新生儿置于松紧带中间，提起松紧带两端，交叉轻松绑扎、打活结，如图3-35所示。

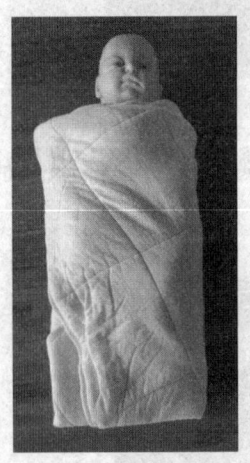

图3-34 包住新生儿

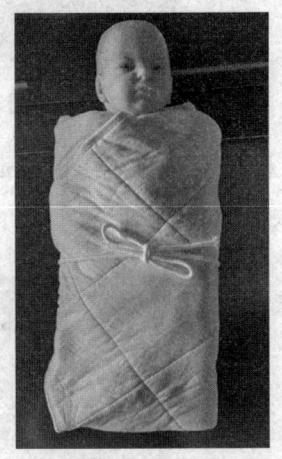

图3-35 活结绑扎

三、注意事项

1. 包裹时，新生儿的双腿间应留有充分的活动空间。

2. 特别容易惊醒的新生儿，在睡觉时可以将新生儿包裹起来，使其在睡觉时有安全感。在保证安全的前提下，也可以为新生儿进行面部遮光。

学习单元6　托抱新生儿

新生儿的脊柱发育不成熟，身体较软，身体自控制力、头颈部的支撑力尤其不足。为避免新生儿受到伤害，托抱新生儿必须动作轻柔，采取安全的托抱方法。

一、托抱方法

1. 手托法

母婴护理员一只手伸到新生儿的背后，托着新生儿的背、颈、头部；另一只手由下方伸出，扶好新生儿的臀部和腰，如图3-36所示。手托法常用于将新生儿从床上抱起和放下，因安全性较差，不适合久抱。

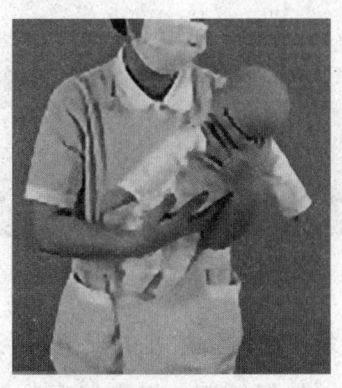

图3-36　手托法

此方法适用于与新生儿进行亲子游戏时，新生儿可以看到托抱者的表情与动作，托抱者也方便观察新生儿的表情、精神状态、互动效果等。

2. 腕抱法

母婴护理员一只手伸到新生儿的头颈下，使新生儿的头部落在臂弯里，用肘部支撑并护着新生儿的头部，手腕和手掌护住新生儿的背和腰；另一只手从新生儿的腿下穿过，前臂护住新生儿的腿，手掌托着新生儿的臀部和腰，如图3-37所示。腕抱法是比较常用的托抱姿势。

此方法与手托法类似，但安全性和新生儿的安全感会更高。

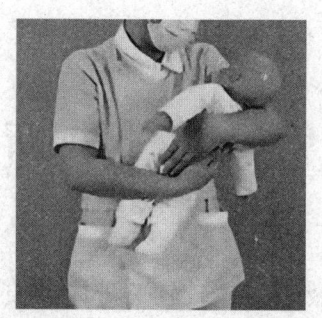

图3-37 腕抱法

3. 摇篮式托抱法

母婴护理员一只手从新生儿的颈下伸过去,扶着新生儿的脖子和头;另一只手从新生儿的双腿腘窝下穿过,扶着新生儿的臀部和腰;抱起新生儿后可以适当进行调整,使新生儿的头部靠在托抱者的肘窝里,保证新生儿的身体紧贴托抱者胸前,如图3-38所示。

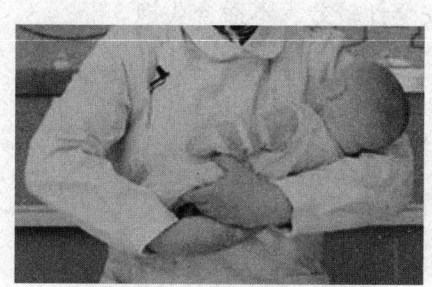

图3-38 摇篮式托抱法

此方法利于促进亲子关系,增强新生儿的安全感。当新生儿哭闹、情绪不佳、困倦时,让新生儿贴紧身体、轻轻摇摆、轻哼催眠曲等方式可以让新生儿快速安静下来或舒适地进入梦乡。

二、注意事项

1. 不要竖抱

新生儿属于典型的"头重脚轻",头部的重量占自身体重的10%~20%,且颈部肌肉发育不全,无力。竖抱时,新生儿头部的重量全部压在颈椎上,长时间竖抱很容易造成新生儿颈椎、脊椎损伤。

2. 不要久抱

新生儿每天被托抱的时间最好不要超过2个小时,每次托抱尽量不要超过

10分钟。新生儿处于骨骼、肌肉、神经生长发育的关键时期，长期、长时间托抱可能会影响其脊柱的发育。

3. 不能摇晃

抱新生儿时，动作要轻柔、缓慢，时刻护住新生儿的头颈部，并微笑注视着新生儿。即使新生儿哭闹时，也不能用力摇晃新生儿身体，玩耍时更不能有抛接的动作。

学习单元7　新生儿盥洗照护

新生儿的皮肤极为娇嫩，表面角质层薄，皮层下毛细血管丰富，皮肤防御能力较弱，加上各种刺激如大小便、汗液、呕吐物等，极易造成损伤、感染。每天给新生儿盥洗不但可以有效防止皮肤感染，而且可以促进皮肤血液循环，消除疲劳，提高新生儿对疾病的抵抗力，调节机体各系统功能，促进新生儿生长发育。

一、皮肤清洁

保持新生儿皮肤，尤其是头、颈、腋窝、外阴部、皮肤褶皱处清洁卫生具有非常重要的意义，应勤清洗并保持干燥。

新生儿出生初期，皮肤表面覆盖一层灰白色的胎脂，具有保护皮肤、预防感染等作用，不要人为用水清洗或用纱布等将其擦去，一般数小时后，胎脂就开始逐渐被皮肤吸收。出生后10~15天，新生儿全身皮肤会呈现干燥、鱼鳞状纹路，一般不必多虑，等待其以后自然脱落即可。

二、面部清洁

给新生儿清洁面部，首先要准备好专用的小脸盆、小方巾（干湿各1块，或几块纱布）、38℃左右的温水、消毒棉签、消毒棉球等，按照眼→耳→鼻→额头→脸颊→口鼻周围→下颌→前后颈部的基本顺序清洁。

1. 清洁方法

（1）擦洗眼睛。把小方巾（或纱布）在水中浸湿，拧成半干，摊开卷在食指和中指上，从内眼角向外眼角轻轻擦洗，如有眼屎可用小方巾或纱布的一角包住食指，由内往外轻轻擦拭，如图3-39所示；四角均使用过后，将小方巾洗净，重复前面的步骤，直到眼屎清理干净。也可以用消毒棉签蘸生理盐水（半干状态，不滴水）擦洗。

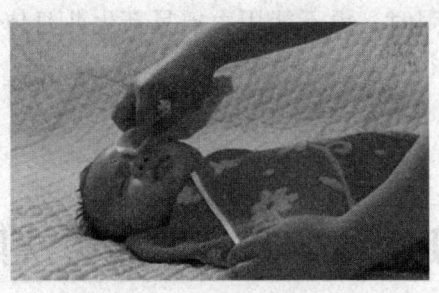

图3-39 擦洗眼睛

（2）擦洗耳朵。消毒棉球或纱布浸入温水中，取出控干，先擦洗外耳廓及耳后皮肤，然后清洁耳内廓，注意动作要轻、慢。

清洁耳道，可用消毒棉签蘸温水（半干状态、不滴水）轻轻旋转吸干黏液、清除耳屎（深不超过1厘米），动作一定要轻柔，并要防止新生儿挣扎，以免损伤耳道。

（3）擦洗鼻子。先由上而下清洁鼻子周围皮肤。如新生儿鼻子里有分泌物，可将新生儿抱到光亮处，或使用手电筒照亮，将消毒棉签蘸温水或生理盐水后轻轻伸进鼻腔内，顺时针方向轻轻旋转，把分泌物黏在棉签上带出来即可。

（4）擦洗额头。小方巾用温水清洗干净，拧掉多余水分（不滴水），卷在食指和中指上，从额头中间向两侧擦拭。

（5）擦洗脸颊。小方巾用温水清洗干净，拧掉多余水分（不滴水），卷在食指和中指上，从双侧鼻翼向外擦拭。

（6）擦洗口鼻周围。小方巾用温水清洗干净，拧掉多余水分（不滴水），卷在食指和中指上，先擦洗口唇周围皮肤，再擦洗鼻子周围皮肤，最后清洁口腔。

一般情况下，刚出生的新生儿口腔里会有一定的分泌物，这是正常现象，不需要擦拭。后期，如发现口腔内有异物，可用消毒棉球或消毒棉签轻轻点擦；也可适当喂些白开水，稀释奶垢残留，保持口腔清洁。

婴儿口腔清洁方法如下：

1）轻柔地控制新生儿上肢和头部，可以把新生儿放在床上平躺。

2）纱布或小方巾用温水清洗干净，拧掉多余水分，不滴水即可。

3）将纱布或小方巾缠于食指和中指上，擦拭新生儿的口腔黏膜、上腭和牙龈，去除口腔内残留的奶垢，随后清洗口角周围。

（7）擦洗下颌。小方巾用温水清洗干净，拧掉多余水分（不滴水），卷在食指和中指上，从下颌中线向两侧擦拭。

（8）擦洗颈部。新生儿颈部短，皮肤皱褶多，擦洗时，应用手指轻轻撑开皱褶，先擦前颈部、再擦后颈部；擦洗干净后，用干方巾或干纱布擦拭干水分，如皱褶处红肿，可扑些爽身粉。

2. 注意事项

（1）每擦洗完一个部位，都要重新清洗纱布或小方巾，清洗干净后再擦洗下一个部位，防止交叉污染。

（2）每天至少早晚各洗脸一次，夏季出汗多，应适当增加洗脸次数。

（3）水温一般应控制在38 ℃左右，水温过高会损伤新生儿娇嫩的皮肤，水温过低易导致新生儿着凉。

（4）使用消毒棉签清洁鼻腔内部或耳道时，要防止新生儿挣扎以免损伤鼻腔黏膜或耳道。

（5）擦洗耳朵时，要注意不能让水流进耳道内。

三、头发清洁

新生儿的胎毛、胎脂可以很好地保护头皮。如果头部胎脂较厚，可以擦一点橄榄油，待其干燥后会自然脱落，切不可用手抠或用硬物刮除。胎毛通常在出生后一周左右开始逐渐脱落，不能采取人为措施加速去除胎毛，随着胎毛脱落，新的头发就会长出来。

1. 清洁方法

准备好头发清洁所需用品，如38 ℃的温水（3 000毫升左右）、婴儿洗发液、小方巾（干湿各1块）、盥洗盆2个、小椅子1把、小凳子1把、消毒棉球2个。

（1）关好门窗，避免对流风，室内温度调节至25 ℃左右。

（2）小椅子置于宽敞、安全位置，小凳子置于小椅子旁边，盥洗盆加入温水后置于小凳子上，另一个盥洗盆加入温水后放在小凳子旁边，全部用品置于小椅子周围，方便随手拿取。

（3）清洗双手，必要时换干净的衣服，保持双手温暖。

（4）抱起新生儿，坐在小椅子上，使新生儿头部朝向小凳子的方向；一手托住新生儿头颈和背部使其躺在母婴护理员前臂上、臀部落在大腿上，让新生儿安全地仰面躺在母婴护理员怀里。

（5）拇指、中指分开，向前轻折新生儿双耳廓封住外耳道，也可用棉球堵住外耳道，防止水渗入耳内。

（6）另一手取湿的小方巾沾温水均匀擦洗新生儿头发，取婴儿洗发液，揉出泡沫后均匀涂抹在新生儿的头部、耳后，并轻轻揉搓1~2分钟。

（7）新生儿头发揉搓干净后，从另一个盆里取温水将新生儿头发冲洗干净，用干的小方巾擦干头发，用清洗干净的小方巾顺势擦洗新生儿脸面。

2. 注意事项

（1）新生儿洗头环境需安静、干净、温暖。

（2）托抱新生儿要抱稳，扶稳头颈部，防止新生儿挣扎脱手，但亦不能过度用力，要保持新生儿处于舒适状态。

（3）新生儿头部有黑色或褐色鳞片状乳痂，严禁用指甲抠或硬物刮，可以在洗头前用纱布或小方巾蘸取石蜡油敷在新生儿头上15分钟左右，让乳痂充分软化，然后清洗干净即可。如此操作，一般2~3次后乳痂即会自然脱落。

四、臀部护理

新生儿的皮肤极为娇嫩，大小便后如果没有及时清洁、更换潮湿的尿布，粪便、尿液长时间刺激臀部皮肤，或尿布质地粗糙、有深色染料刺激臀部皮肤，就容易引起尿布疹（红臀）。

清洗臀部前准备好婴儿专用的清洗臀部的小盆、纯棉小方巾（干湿各1块）或纯棉纱布2~3块、38℃的温水（1 000毫升）、干净的尿布、干净的换洗衣物、小椅子等，室内温度调节到26℃左右。

1. 女新生儿臀部清洗方法

（1）抱起新生儿坐到小椅子上，使新生儿呈半坐位躺在母婴护理员的大腿上。

（2）用温热的湿纸巾擦净新生儿臀部残留的粪便、尿液。

（3）轻轻抬起并分开新生儿的双腿，用湿的小方巾或纱布沾温水，遵循"自上而下、从前往后"的原则，清洗新生儿大腿褶皱处、尿道口、外阴、肛门。

（4）清洗干净后，用干的小方巾或纱布以按压方式由前往后轻轻拭干臀部水渍。

（5）让臀部暴露在温暖的空气中1分钟左右，换上干净的尿布和衣服。

2. 男新生儿臀部清洗方法

（1）抱起新生儿坐到小椅子上，使新生儿呈半坐位躺在母婴护理员的大腿上。

（2）用温热的湿纸巾擦净新生儿臀部残留的粪便、尿液。

（3）轻轻抬起并分开新生儿的双腿，用湿的小方巾或纱布沾温水，遵循自上而下原则，清洗新生儿大腿褶皱处。

（4）将新生儿阴茎包皮轻轻后翻，用小方巾或纱布沾温水轻轻清洗龟头。

（5）龟头清洗干净后包皮复位，清洗阴茎表皮，然后轻轻提起阴茎，清洗睾丸。

（6）轻轻抬起并分开新生儿的双腿，清洗臀部及肛门。

（7）用干的小方巾或纱布以按压方式由前往后轻轻拭干臀部水渍。

（8）让臀部暴露在温暖的空气中1分钟左右，换上干净的尿布和衣服。

3. 注意事项

（1）冷热水调成38 ℃温水时，一定要先往盆里加冷水再加热水，防止意外烫伤。

（2）清洗女新生儿臀部，要遵循"自上而下、从前往后"原则。

（3）清洗男新生儿的包皮、睾丸动作要轻柔仔细，阴茎下方、睾丸与皮肤贴合处要重点清洗，但不能用力拉扯新生儿的阴茎、包皮、睾丸。

（4）新生儿大腿两侧、皮肤褶皱处要重点清洗。

（5）清洗时间不宜过长，要防止着凉；一般情况下，清洗时间应控制在3~5分钟。

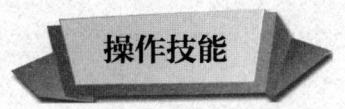

操作技能

照护新生儿盥洗

一、操作准备

1. 物品准备：盥洗盆1~2个、纯棉小方巾1块或消毒纱布2~3块、38 ℃温开水1 000毫升、消毒棉签2支、生理盐水50毫升、水温计1支、爽身粉等。

2. 母婴护理员准备：清洗干净双手，保持双手温暖。

二、操作步骤

步骤1：把小方巾或纱布在水中浸湿、搓洗干净，拧成半干（不滴水即可），摊开卷在食指和中指上。

步骤2：擦洗眼睛，从眼角内侧向外侧轻轻擦洗眼部皮肤。

步骤3：擦洗耳朵，先擦洗耳廓内外及耳后皮肤，再清洁耳道。

步骤4：擦洗鼻子，先清洁鼻部皮肤再清洁鼻腔分泌物。

步骤5：擦洗前额，从中间向两侧擦拭额头。

步骤6：擦洗脸颊，先擦洗一侧，再擦洗另一侧。

步骤7：擦洗口唇，先擦洗口唇周围皮肤，清洁口腔分泌物，再更换清洁用品清洁口腔内部。

步骤8：擦洗下颌，用小方巾从上往下轻轻擦洗下颌。

步骤9：擦洗颈部，用手轻轻扒开皱褶处擦洗。如皱褶处红肿，可少量使用爽身粉。

步骤10：洗手，把小方巾或纱布在水中浸湿，拧成半干，依次擦洗手心、手背、手指、指缝。

三、注意事项

1. 每擦洗好一个部位，都要重新清洗毛巾，防止交叉污染。

2. 日常盥洗，每日早晚各一次；夏天新生儿出汗多，可适当增加盥洗次数。

3. 盥洗水温一般控制在38 ℃左右，水温过高会损伤新生儿娇嫩的皮肤。

4. 擦洗耳朵时防止水流进耳道，如发生水流入耳道，要及时用消毒棉签将水吸出来。

学习单元8 新生儿洗澡照护

适时给新生儿洗澡，可以促进血液循环、清洁皮肤，有效预防皮肤感染。建议冬天每天至少给新生儿洗一次澡,夏天每天可以洗澡2～3次。

一、洗澡基本程序

评估新生儿的身体状况→准备物资→调节室温→调配温水→脱衣→脸部→头发→颈部→双上肢→双手→前身→后背→双下肢→双脚→外阴→臀部→清水冲洗干净→擦干→出浴→护肤→抚触→换尿布→穿上衣服。

二、新生儿洗澡常见方法

1. 抱式洗澡法

首先要准备好浴盆或盥洗盆,放好温水,先给新生儿洗脸、洗头,然后再依次洗四肢和躯干,最后洗臀部。

(1) 洗脸,按照眼→耳→鼻→额头→脸颊→口鼻周围→下颌→前后颈部的基本顺序清洁面部。

(2) 洗头,用一手前臂支撑着新生儿的肩背,同侧腋窝夹住新生儿的臀部,再用手托住新生儿的头部,使得新生儿头向前,用拇指和中指从新生儿枕后向前,利用新生儿耳廓将耳道堵住,从而防止耳道进水,如图3-40所示。

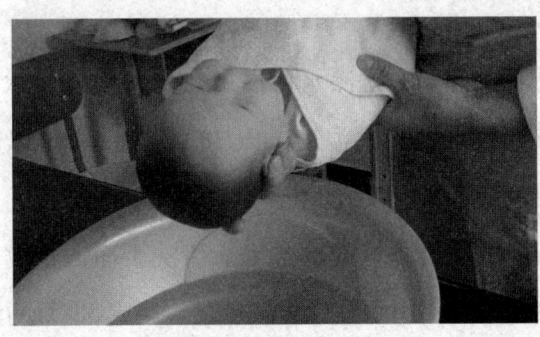

图3-40 头部托举方法

(3) 洗四肢和躯干。头部清洗干净后,开始给新生儿清洗四肢、躯干及臀部。清洗的过程中,重点部位,如颈部、腋窝、肘窝、大腿根部要重点清洗。

2. 盆式洗澡法

首先要准备好浴盆并放好温水,先给新生儿洗脸、洗头,然后再依次洗四肢和躯干,最后洗臀部。

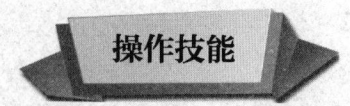

照护新生儿洗澡

一、操作准备

1. 环境准备：新生儿洗澡时应相对安静，光线充足但不刺眼，通风条件良好但没有对流风。浴室温度应保持在25℃左右，夏季如室内温度过高应提前降温，在新生儿进入室内后关闭空调类降温设备；春季、秋季、冬季如室温低于25℃，应提前使用电暖器或空调提升温度，或使用浴罩为新生儿保暖。

2. 物品准备：浴盆1个、浴巾1条、小方巾1~2块、消毒纱布块2块、婴儿洗发液1瓶、婴儿沐浴液1瓶或婴儿香皂1块、婴儿爽身粉1瓶、干净的棉质衣服1套、干净的尿布1个、38℃温水5升以上、消毒棉签1包、75%酒精1瓶、护臀霜1瓶、新生儿润肤乳1瓶、水温计1支等。

3. 母婴护理员准备：换上干净的护理服，去除双手异物，脱去戒指类硬质物件，修剪指甲，清洗干净双手，保持双手温暖。

4. 洗澡水准备

（1）直接用热水器的热水。洗澡水可以由热水器直接供水，在新生儿没有进入浴室前，首先调节好热水器出水温度，以38℃为宜（可以使用水温计测试水温），然后将温水直接放到清洗干净的浴盆里。

（2）冷热水调配。先将准备好的冷水倒入清洗干净的浴盆，然后向冷水里注入热水，一边注入热水一边使用水温计测试水温，调成38℃的温水即可。

二、操作步骤

步骤1：评估新生儿的身体状况是否适宜洗澡，接种预防针后、正在发热或退热48小时内，以及存在腹泻、呕吐、皮肤损坏、荨麻疹等情况下不宜洗澡；低体重儿要慎重洗澡。

步骤2：将准备好的浴巾平铺在床上，需要更换的干净衣服、尿布或包被置于浴巾两侧备用。

步骤3：浴盆内放入总容量1/2左右的温水，使用水温计测试水温，水温保持在38 ℃。

步骤4：将新生儿托起放在前臂上，新生儿臀部夹在腰部，使其头向前、脸向上，托住新生儿的头及肩。

步骤5：用拇指和中指从新生儿的耳后向前轻轻推耳廓把耳道封住，然后用小方巾沾温水淋湿头发，清洗新生儿头部。

步骤6：在新生儿的头发上适当涂些婴儿洗发液，手掌呈空心掌状轻轻搓洗，再用温水冲洗干净并擦干。

步骤7：一只手的手掌托住新生儿肩、颈部，手指支撑新生儿的头；另一只手托住新生儿臀部，手肘托住新生儿的双腿，将新生儿轻轻放入浴盆中（见图3-41），先让臀部慢慢入水，让新生儿半坐于浴盆里，注意肚脐不可以沾水。

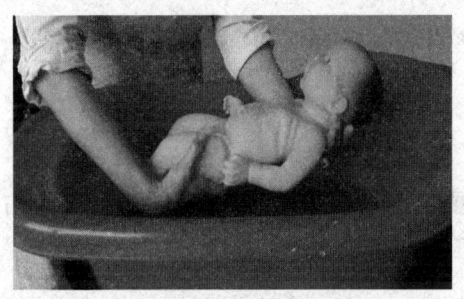

图3-41　托举新生儿放入浴盆

步骤8：一只手托住新生儿头颈部，使新生儿在浴盆中呈半躺姿势，如图3-42所示；另一只手持小方巾沾温水清洗颈部、腋窝、上肢、胸部、腹部、下肢。如果新生儿身体较脏或有异味可使用少量婴儿沐浴液或婴儿香皂清洁。

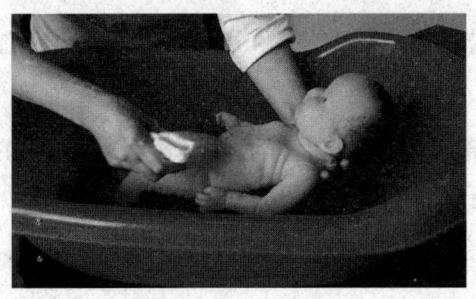

图3-42　半卧位洗澡

步骤9：新生儿前身清洗干净后，再将其调整为背前位。一只手臂环抱新生儿，使新生儿趴伏在前臂上；另一只手持小方巾沾温水清洗后颈、上肢、后背、臀部、下肢，如图3-43所示。

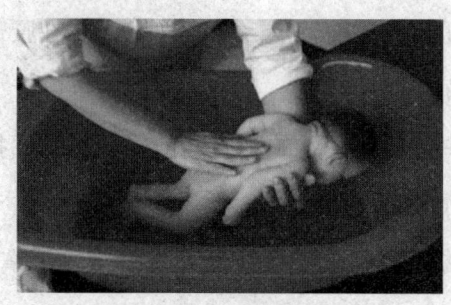

图3-43 清洗后背

步骤10：全身清洗结束后，用干净的温水从头到脚把新生儿冲洗干净。

步骤11：将新生儿用干净的浴巾包上，抱放在床上，从头到脚迅速擦干。

步骤12：用消毒棉签蘸碘酒消毒肚脐，换消毒棉签蘸酒精再度消毒肚脐。

步骤13：新生儿身体可涂抹润肤乳，臀部涂抹护臀霜，随后换上尿布，穿衣包好。

三、注意事项

1. 控制好洗澡水温度，水温要始终保持在38℃左右，洗澡过程须控制在15分钟以内。

2. 给新生儿洗澡时动作一定要轻柔、迅速；洗澡时应注意观察新生儿全身有无异常，若发现异常应及时安排就医。

3. 因为新生儿囟门未完全闭合，搓洗新生儿头皮时，要使用空心掌。要时刻保护好新生儿头颈部，不要过度揉搓新生儿皮肤，用小方巾轻轻擦拭，清水冲洗干净即可。

4. 刚吃完奶不宜洗澡，应待休息15分钟后进行，避免过度活动导致新生儿漾奶、吐奶。

5. 要避免浸湿肚脐，可以在肚脐外面贴上透明敷贴。如果不小心浸湿了肚脐，洗澡后应用碘伏棉签擦拭并且保持局部干燥清洁。

6. 新生儿情绪不好、过度哭闹、身体打挺的时候先不要洗澡，以防控制不好造成身体损伤。

7. 鼻子、颈部、腋窝、大腿根部等皮肤褶皱处容易藏污垢，应重点清洗。

学习单元 9　新生儿睡眠照护

一、新生儿睡眠特点

1. 时间长

新生儿一日大部分时间是在睡眠中度过的,平均每天要睡 18~20 个小时,"吃了就要睡,睡醒就要吃"是新生儿最典型的特点。

2. 间隔短

与成人相比,新生儿每天睡眠时间长,但睡眠间隔短,每次睡眠的时间多为 3~4 个小时。

3. 不分昼夜

新生儿的昼夜人体生物钟还没形成,睡觉的规律不是以白昼、黑夜来区分的,而是按吃奶时间来区分的,往往是"饿了就醒,吃饱了就睡",月龄增长才逐步建立起有规律的睡眠习惯。

4. 面部表情丰富

睡时的新生儿面部表情丰富,常可见到新生儿嘴角上翘、皱眉、眼球来回动、眼睛闭闭睁睁、嘴一张一合吸吮等,有时还伴有四肢活动。

5. 存在个体差异

新生儿睡眠存在个体差异,多数新生儿每天睡眠时间会超过 18 小时,且睡得很安稳,但有的新生儿每天睡眠时间则不足 18 小时,且睡眠浅,容易被惊醒。不管是哪种情况,只要新生儿睡醒后精神好、吃奶好、体重增加、很少生病,就不必苛求一致。

二、新生儿睡眠照护

新生儿睡眠充足,有利于大脑和身体发育。良好的睡眠习惯是保证新生儿睡眠充足的前提条件,而睡眠习惯应从新生儿阶段开始培养。

1. 创建适宜的睡眠环境

睡眠环境应保持温度、湿度适宜，空气新鲜。新生儿卧室温度应控制在 25 ℃ 左右，湿度保持在 50%～60% 之间；睡前半小时应开窗通风换气，夏天也可打开门窗睡觉，但必须保证安全且新生儿不会被对流风吹到。卧具要干净、柔软，床单、枕巾及内衣都应使用纯棉材质。保证睡眠环境相对安静，尽量没有嘈杂声，光线要暗，不要开灯睡觉。

新生儿睡觉时，衣服应宽松、柔软、使其全身得到放松；被褥要清洁、舒适，厚薄适合季节的特点，以新生儿睡着后手足温暖、不出汗为宜。

2. 培养按时的睡眠习惯

应掌握好新生儿白天和夜间的睡眠时间，使其养成按时入睡、按时起床的习惯，不要任其自然，想睡到什么时候就什么时候，或该睡觉时不睡。到了该起床的时候，可通过把尿、放音乐等方式将新生儿唤醒，这样重复一段时间后，新生儿会定时自然醒来。

一般来讲，新生儿 2 周大时，就可以开始引导其区分白天和夜晚了。白天苏醒状态，尽量多跟新生儿一起玩耍，保持房间光线充足，也不用特意减少日常的生活噪声，如电话铃声、电视声音、洗衣机嗡鸣声；如果新生儿在需要吃奶的时候仍然在睡觉，应按时叫醒。到了晚上，新生儿醒来吃奶时，不要有促其兴奋的言行，室内光线调暗一点，保持四周安静，让新生儿感知到这是晚上睡觉的时间。

3. 养成健康的睡眠习惯

新生儿入睡时不拍、不摇、不抱、不唱催眠曲，要培养其自然入睡的良好习惯，避免其养成依赖心理。拍打、摇晃力度把握不好有可能会造成新生儿脑组织受损，轻则发生癫痫、脑震荡，重则引发智力低下、颅内出血、脑水肿等。另外，不建议让新生儿叼着奶嘴入睡，如果奶嘴或乳头一直放在新生儿口腔内，会影响新生儿呼吸；新生儿在睡眠过程中反复吸奶，易影响肠胃消化功能。

4. 保持安全的睡眠姿势

（1）俯卧位。在有人看护、保证安全的情况下，新生儿可以适当采取俯卧位。俯卧可以让新生儿的腹部受到保护，增强新生儿的安全感。夜间不适合俯卧，以防止照护人员睡着，新生儿发生呼吸阻碍、造成窒息。

（2）仰卧位。仰卧位是最适合新生儿的睡觉姿势，可以让背部肌肉的着力点均匀分布，增强舒适感，有助于呼吸顺畅；仰卧位还便于与新生儿互动、观察新生儿状态，安全性相对较高。

（3）侧卧位。侧卧位能避免新生儿因溢奶引发的窒息危险，有助于奶液顺着嘴角流出。右侧卧位时还可以减轻心脏的负担，有利于促进心脏、周围组织血液循环。

（4）交替姿势。无论是仰卧位、侧卧位还是俯卧位，任何一个姿势都不宜长时间保持，应经常交替。一般可以1个小时左右变换一次睡姿，以防止新生儿头颅变形或发生安全事故。需要特别注意的是，没有照护人员陪同则禁止新生儿俯卧睡觉。

三、注意事项

1. 喂奶后一定要先拍嗝再睡觉

新生儿吃完奶之后不要立即让其躺下睡觉，要竖抱拍嗝，约15分钟后再睡觉。拍嗝的目的不仅是要新生儿排出胃内空气，还是让新生儿喝的奶液快速进入胃部，不至于反流。

2. 不建议使用枕头

新生儿睡觉时不建议使用枕头，给新生儿的头下垫一条厚实的毛巾，这样既可让其睡得舒适，又可以吸收汗液。

 **相关链接**

新生儿生活环境

培训课程 3

技术护理

学习单元1　新生儿抚触

抚触是通过按摩、揉捏、轻拍等手法触摸新生儿的身体，促进新生儿的神经系统、内分泌系统、循环系统、运动系统、呼吸系统、消化系统等全面发育，对新生儿生理、智力和情感发育都有积极的促进作用。

一、抚触的意义

1. 促进生长发育

抚触不仅有利于促进新生儿体重增长，还能够增强新生儿关节、肌肉活动能力，促进新生儿运动功能发育，提高新生儿的行为协调能力。

2. 提高免疫力

抚触能够增强新生儿对外界环境的抵御能力，从而减轻机体对不利刺激所产生的应激反应；同时还能够促进血液循环，提高机体免疫力，减少新生儿患疾病的概率。

3. 舒缓情绪

抚触可以帮助新生儿稳定情绪，避免新生儿精神过度兴奋或因身体不舒服持续哭闹。

4. 促进消化吸收

抚触可促使新生儿消化液分泌，加快食物的消化和吸收速度，从而促进身高、体重的增长。

5. 提高睡眠质量

抚触可提高新生儿的睡眠质量,帮助新生儿稳定情绪、缓解哭闹。高质量的睡眠可促进生长激素的分泌,对身高增长大有好处。

6. 促进智力发育

抚触不仅是皮肤的接触,还是视觉、听觉、触觉、运动感觉、平衡觉的综合信息传递,有利于促进新生儿的智力发育,提高情商。

7. 增进亲子关系

在给新生儿抚触的过程中,新生儿能与父母友好交流,感受到来自父母的关爱,使新生儿有足够的安全感。

二、抚触的基本要求

正常情况下,新生儿出生第二日即可开展抚触,但每次抚触的时间不宜太长。开始几次抚触时间应控制在10分钟左右,每个抚触动作重复2~3遍即可;以后逐步延长抚触时间至15~20分钟,每个抚触动作可重复进行3~5遍,每日抚触1~2次即可。

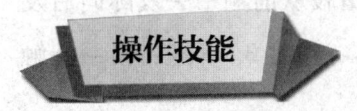
操作技能

新生儿抚触

一、操作准备

1. 环境准备:室温调节到25 ℃左右,关好门窗防止对流风,保持室内安静、卫生、光线柔和。

2. 物品准备:婴儿润肤油1瓶、护臀霜1瓶、消毒棉签1包、碘伏1瓶、纯棉小方巾1条,尿布或尿不湿、干净的衣物、音乐播放器、小包被或毛巾被等。

3. 母婴护理员准备:修剪指甲,摘掉首饰,洗净双手,保持双手温暖。

二、操作步骤

步骤1:将新生儿小包被或毛巾被平摊在床上。

步骤2:将新生儿放置在小包被或毛巾被上,脱去衣物,检查新生儿身体各部位,如无异常,在其臀部下面垫上尿布或尿不湿。

步骤3:双手涂抹婴儿润肤油,保持手部润滑、温暖。

步骤4：面带微笑，温柔地与新生儿说话交流，促进新生儿接受抚触，然后按照头部→胸部→腹部→上肢→下肢→背部→臀部的顺序进行按摩。

步骤5：抚触前额。用两手拇指从新生儿前额中央鼻根部上推至发际线，再从前额中央向两侧滑动至太阳穴前，重复3~5遍，如图3-44所示。

步骤6：抚触下颌。用两手拇指从新生儿下颌中央向两侧滑动，向上做提拉动作至耳根，重复3~5遍，如图3-45所示。

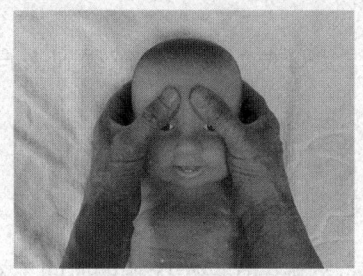
图3-44 抚触前额

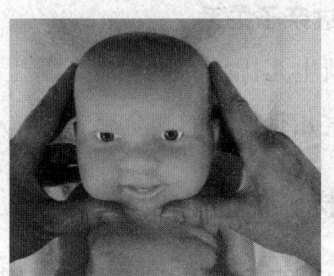
图3-45 抚触下颌

步骤7：抚触头顶。

手法1：一手托头，另一手食指、中指、无名指的指腹从前额中央发际向后发际抚触（见图3-46），经枕骨粗隆绕至耳后乳突处轻压，重复3~5遍；换手抚触另半部。

手法2：双手并拢、指尖衔接，同时、平行从前额发际开始抚向头顶、脑后，停在枕后发际线处，重复3~5遍，如图3-47所示。

步骤8：抚触耳朵。双手同步，分别用拇指、食指轻轻揉捏新生儿左右耳廓，自上而下至耳垂，重复3~5遍。

步骤9：抚触胸部。左手放在新生儿的胸廓右边，掌心向下贴着新生儿肌肤，手掌由右胸廓外下方经胸前向对侧锁骨中点斜线滑动抚触，如图3-48所示；右手反方向操作，左右手交替抚触3~5遍，注意避开乳头。

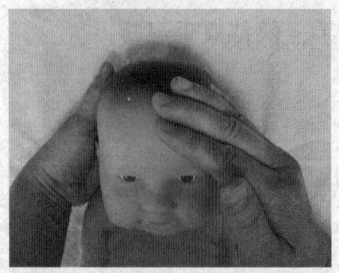
图3-46 抚触头顶（手法1）

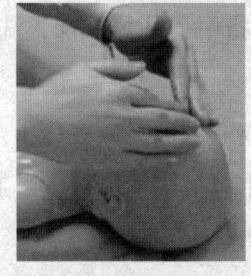
图3-47 抚触头顶（手法2）

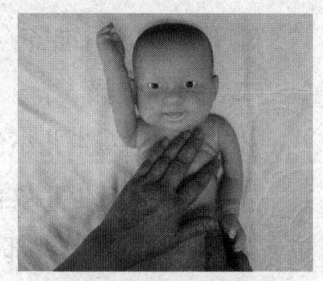
图3-48 抚触胸部

步骤10：抚触腹部。右手掌心贴于新生儿腹部，依次从新生儿左下腹向上再向右到右下腹移动，避开新生儿的脐部，按顺时针方向划半圆，如图3-49所示；换左手重复上述动作，左右手交替进行抚触3~5遍。

步骤11：抚触上肢。先用一手抓住新生儿的一只胳膊，另一只手由上至下轻轻捋动，如图3-50所示，反复几次后，两手抓住新生儿的胳膊，交替从上臂到手腕，轻轻挤捏，上下搓滚；对侧手臂抚触手法相同。然后，母婴护理员双手各抓住新生儿的一只胳膊，从肩向手腕处轻轻捏揉捋动。

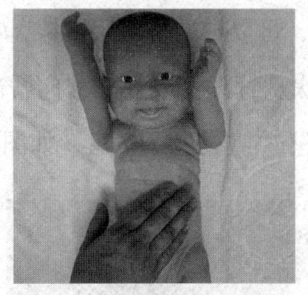 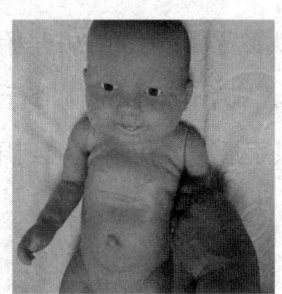

图3-49 抚触腹部　　　图3-50 抚触上肢

步骤12：抚触手部。抓起新生儿的一只手，使其手掌心面向自己，然后用两拇指从其掌跟处交替向手指方向推进，如图3-51所示；反复几次之后，将新生儿的掌心向下，双手交错从手背向指尖方向捋动，并轻轻揉搓牵拉每根手指，如图3-52所示。

步骤13：抚触下肢。一手握住新生儿的一只脚踝，另一只手从大腿根部向脚踝处螺旋滑行，如图3-53所示；用同样的方法对另一侧下肢进行抚触。

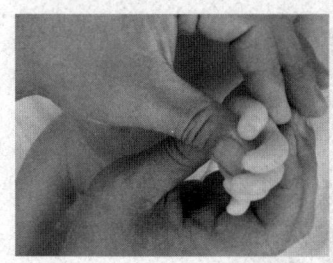 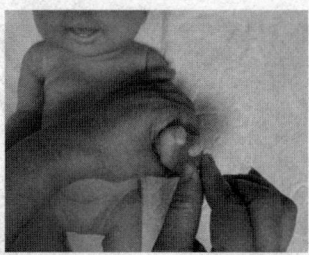 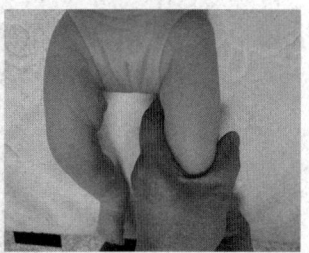

图3-51 抚触掌心　　　图3-52 揉搓手指　　　图3-53 抚触下肢

步骤14：抚触足部。抬起新生儿的一只脚，使其脚掌心面向自己，两拇指交替从新生儿脚跟交叉向脚趾方向推进，并揉搓牵拉每个脚趾，如图3-54、图3-55所示。

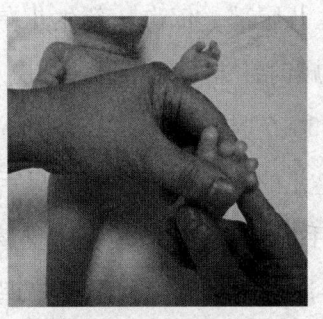
图3-54 抚触脚掌

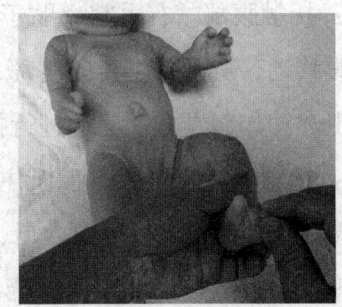
图3-55 揉搓脚趾

步骤15：抚触背部。让新生儿呈俯卧位，母婴护理员双手平摊，掌心向下，以新生儿脊柱为中线，双手同时往两侧滑行，依次从背部上端往下移向臀部，如图3-56所示；然后一只手沿脊柱往下抚触到尾骨部位，重复3~5遍，如图3-57所示。

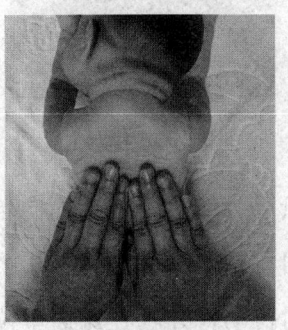
图3-56 双手抚触背部

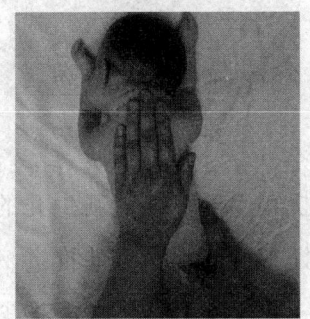
图3-57 单手抚触背部

步骤16：抚触臀部。双手轻按新生儿臀部左右两侧，掌心微扣，同时向外侧旋转，轻轻揉搓臀部肌肤，如图3-58所示。

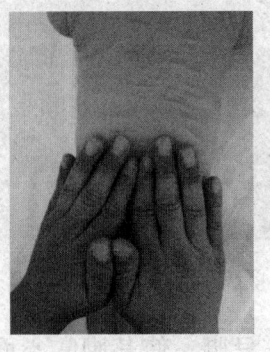

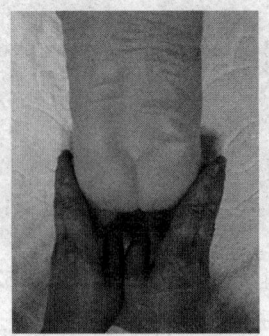

图3-58 抚触臀部

步骤17：抚触完毕后，依据新生儿实际情况，决定是否使用消毒棉签蘸碘伏清洁新生儿肚脐。

步骤 18：给新生儿换尿布或尿不湿，穿好衣服，安抚休息并交由他人看护。

步骤 19：清洁工作环境卫生，整理收纳物品。

三、注意事项

1. 抚触最好在新生儿沐浴后或穿衣服前进行，或在两次喂奶之间进行，切忌在新生儿过饱、过饿、过疲劳、情绪不稳定、哭闹和身体不适时抚触。

2. 每次抚触的时间不宜太长，由于新生儿的注意力不能长时间集中，因此每个抚触动作不能重复太多次。最开始几次抚触应控制在 5~10 分钟，以后逐步延长到 15~20 分钟，每日 1~2 次即可。

3. 抚触手法力度要根据新生儿的感受做具体调整。做完抚触后如发现新生儿的皮肤微微发红，则表示力度正好；如果新生儿的皮肤不变颜色，则说明力度不够；如果只做了两三下皮肤就变红了，说明力度太大。

4. 抚触新生儿头部时，不要触碰囟门，注意脊柱和颈部的安全。抚触腹部时，要按照顺时针的方向进行，有利于胃肠消化；新生儿的脐带如还未脱落，抚触一定要小心进行，避免触碰脐带。抚触上下肢时，不要在新生儿关节部位施加压力，应自如地转动新生儿的手腕、肘部和肩部的关节，避免给新生儿带来疼痛或损伤。

5. 润肤油不可接触新生儿的眼睛。

学习单元 2　新生儿黄疸照护

新生儿黄疸是新生儿时期胆红素代谢异常，引起血液中胆红素水平升高，而出现以皮肤、黏膜及虹膜黄染为特征的病症。新生儿黄疸分为生理性黄疸和病理性黄疸两种。

新生儿由于摄取、结合、排泄胆红素的能力明显不及成人，且胆红素产生多而排泄少，所以很容易出现黄疸。新生儿有缺氧、胎粪排出延迟、喂养延迟、呕吐、脱水、酸中毒、头颅血肿等情况时，黄疸会加重。

一、新生儿黄疸分类

1. 生理性黄疸

生理性黄疸主要是新生儿出生后两周之内由胆红素代谢特点导致的。生理性黄疸主要是表现为皮肤、黏膜、虹膜黄染，无其他异常临床症状、体征。症状严重时会出现全身皮肤明显黄染，伴有嗜睡、拒奶等。

2. 病理性黄疸

病理性黄疸在新生儿出生后 24 小时内出现，且症状发展快、程度重、持续时间长，足月儿 2 周不消退，早产儿 3 周不消退，长时间黄疸消退后又重新出现。新生儿除黄疸外，可有精神萎靡、嗜睡、吮乳困难、惊恐不安、两目斜视、四肢强直或抽搐等症状。

二、新生儿黄疸照护

1. 蓝光照射疗法

蓝光照射疗法是降低血清中未结合胆红素的简单而有效的方法，未结合胆红素经蓝光照射后，能够快速从胆汁和尿液中排泄，而不需要通过肝脏代谢。国内多采用波长为 425~475 纳米的蓝光照射技术。家庭中使用蓝光设备，须在医生指导下严格按照使用说明书操作。

（1）新生儿照光前，需进行必要的皮肤清洁，皮肤上不宜涂抹粉剂和油剂。照光过程中，要及时更换体位，注意新生儿背部皮肤照光。

（2）照光期间，新生儿尽量裸露身体，但必须戴护目罩，防止损伤视网膜；必须使用尿布遮盖生殖器，防止损伤生殖器功能。

（3）新生儿照光过程中，须随时观察新生儿护目罩及尿布等遮盖物有无脱落，注意观察新生儿皮肤变化情况，避免造成皮肤损伤。

（4）新生儿体温高于 37.5 ℃或低于 36 ℃时，应暂停照光。照光过程中，如新生儿出现烦躁、嗜睡、皮疹、呕吐、腹泻及脱水等症状时也应立即停止照光。

2. 阳光照射疗法

阳光中亦存在蓝光，适当的阳光照射也能起一定的退黄作用。但是，新生儿皮肤幼嫩，容易受到紫外线的伤害，因此，应注意晒太阳的时间和方法。一般情况下，春秋季节可选择上午 9~11 点、下午 4~5 点，夏季选择上午 8~9 点、下午

6~7点，冬季则选择上午10~11点、下午3~4点，带新生儿晒一会太阳，此时光线柔和，且紫外线相对弱些。

晒太阳时，应尽量裸露皮肤，但要避免阳光直射眼睛；同时注意周围温度的变化，以免晒伤或者着凉。晒太阳的时间可以从几分钟增加至十几分钟，但每次连续晒太阳时间不宜超过一个小时。

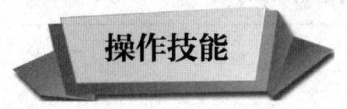

操作技能

家用蓝光设备使用

一、操作准备

1. 环境准备：关闭门窗，室温调节至26 ℃左右。

2. 设备准备：家用蓝光设备1台，检查设备有无损坏、漏电、接口松脱；护目罩、尿布。

3. 新生儿准备：喂好奶，换好尿布，新生儿精神状态良好，不哭闹、无呕吐。

二、操作步骤

步骤1：将新生儿安全地放置在小床上。

步骤2：为新生儿脱去衣裤，戴上护目罩，穿好尿布，以最小面积遮盖外阴部。

步骤3：调整蓝光设备灯管与新生儿的距离，使灯管距离新生儿皮肤30~50厘米。

步骤4：打开开关、调节照射时间，一次2小时左右。

步骤5：每照射30分钟左右给新生儿变换体位，以保证各处皮肤均可获得均匀照射（眼睛、外阴除外）。

步骤6：照射结束，及时给新生儿喂水，整理好床单位，整理收纳器械。

三、注意事项

1. 照射中途应抱起新生儿适当喂水，一般1小时需喂水一次。

2. 照射过程中应密切观察新生儿动态，如新生儿哭闹、吐奶、尿裤脱落应及时处理好。

3. 连续长时间照射需监测新生儿体温变化，新生儿体温高于 37.5 ℃或低于 36 ℃时，应暂停照光。

学习单元 3　新生儿脐部护理

新生儿出生后，脐带被切断、绑扎，几小时后脐带的残端变成棕色，逐渐干枯、发黑。脐带被切断后便形成了创面，是细菌侵入新生儿体内的一个主要途径，轻者可造成脐炎，重者可能导致败血症甚至死亡。一般 1~2 周脐带会从脐根部自然脱落，快的 3~5 天即会脱落。

新生儿脐部的护理分脐带脱落前和脐带脱落后两个阶段。

一、脐带脱落前护理

新生儿脐带脱落前，需保持局部清洁干燥，特别是尿布不要盖到脐部，以免排尿后污染脐部创面。要经常检查覆盖的纱布外面有无渗血，如果出现渗血，应及时就医；若无渗血，用消毒棉签蘸碘伏或 75% 酒精轻拭脐带根部，每天 1~2 次即可。

二、脐带脱落后护理

新生儿脐带脱落后，脐窝内常常会有少量渗出液，这属于正常现象。此时可用消毒棉签蘸碘伏或 75% 酒精清洁消毒脐窝，然后覆盖上消毒纱布即可。

三、脐部常见异常护理

1. 脐炎

脐炎是一种急性炎症，指脐带残端的细菌性感染，成人和新生儿均可发病。症状较轻的患者只是脐带根部或脐带周围皮肤呈红色，里面有少量血迹；症状比较严重的患者有大量脓性分泌物，甚至形成脓腔，腹部皮肤也可能水肿，形成炎性肿块。新生儿发生脐炎，要及时就医，并在医生指导下正确护理。

为避免新生儿出现脐炎，应勤换尿布，避免脐部受到污染，保持脐部干燥、清洁；注意手部清洁卫生，不要用手去扣肚脐眼；洗澡过程中应该保护脐部，避免污染。如果是母乳喂养，建议母亲清淡饮食。

2. 脐肉芽肿

脐部呈粉红色，有绿豆大小的新生物，犹如葡萄串，表面常有渗液，甚至有脓液，这就是脐肉芽肿，又叫脐茸，是脐断端长期不干燥受到细菌感染，有慢性炎症刺激的结果。如遇到这种情况，一般都需要清除肉芽，尽快就医诊治，不可擅自处理。

3. 脐疝

新生儿脐部凸出，用手轻轻按压则变平，当新生儿咳嗽、哭闹时更明显，这种现象称为脐疝。脐疝小的如黄豆大小，大的如核桃大小，当新生儿仰卧、安静时，肿块消失，而在直立、哭闹、咳嗽、排便时肿块又突出。新生儿发生脐疝应及时就医。

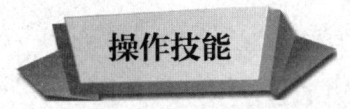

操作技能

脐部日常护理

一、操作准备

1. 环境准备：关闭门窗，避免对流风，保持室内光线明亮，室温调节至26~28 ℃。

2. 物品准备：75%酒精1瓶、碘伏1瓶、消毒棉签1包。

3. 母婴护理员准备：清洗干净双手，保持双手温暖。

二、操作步骤

步骤1：使新生儿仰卧在小床上，暴露脐窝。

步骤2：评估新生儿状态，确保无呕吐、烦躁、哭闹。

步骤3：评估新生儿脐部及周围皮肤有无红肿、渗液、异味等情况。

步骤4：若新生儿脐带没有脱落，可轻轻提起脐带结扎线，清洁消毒脐部；如果脐带已经脱落，用手指将脐部轻微撑开以消毒脐端，如图3-59所示。

步骤5：取一支消毒棉签蘸75%酒精或碘伏由脐窝中心（脐根部）向四周呈

螺旋状擦拭，擦拭的同时旋转棉签，如图3-60所示。

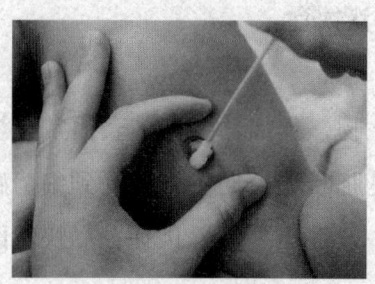 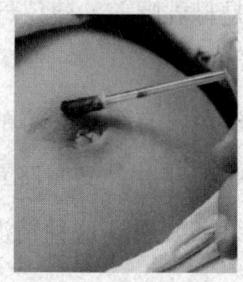

图3-59 脐带脱落后消毒　　图3-60 消毒脐周

步骤6：另取一支新的棉签蘸75%酒精或碘伏从脐窝中心向外转圈擦拭，直至脐部分泌物、渗血全部擦拭干净。

步骤7：清洁消毒结束，为新生儿穿好衣物，清洁工作环境，整理收纳物品。

三、注意事项

1. 暴露脐窝时，动作一定要轻柔，不能过度用力。
2. 棉签蘸酒精或碘伏应适量，以不滴酒精或碘伏为宜。
3. 清洁消毒时，应遵循由内向外的擦拭原则。
4. 一支棉签只用一次，以免污物污染脐窝。

学习单元4　护理工作日志书写

护理工作日志全面记录新生儿的日常喂养、生理变化、护理过程等情况。全面翔实的护理工作日志不但可以作为新生儿生长发育健康状况的参考依据，而且可以反映母婴护理员的工作内容、工作量、工作绩效，还可以作为有效的法律依据，保护母婴护理员自身的合法权益。

一、新生儿护理工作日志书写基本原则

1. 及时记录

多数情况下，护理工作日志都是完成某项护理操作以后，再对护理过程和重

要内容进行补记，补记的过程很难与护理过程完全同步。为此，就要求母婴护理员及时有效记录护理操作的时间、护理的过程、护理的内容等。

2. 准确记录

护理日志的内容必须保证真实、准确，尤其是新生儿的饮食、排泄、精神状况、健康状况、异常表现等，必须全面翔实记录在案。

3. 完整记录

护理日志书写必须全面、充分，每一次都要认真检查护理记录有无遗漏项，不忽略每一个细节，如新生儿的精神状况、疾病变化、异常表现等内容。

4. 简要记录

记录护理日志是为了方便在工作中更快地获取有关信息，因此记录内容要尽量简洁、通顺，切不可出现含糊不清、过多修饰的表述。

5. 客观记录

不要使用"我认为""我觉得"之类的主观词语。

二、新生儿护理工作日志书写内容

新生儿喂养、护理、观察；给新生儿洗澡、洗尿布、洗衣服、拆洗被褥、用品消毒等；新生儿保健按摩、对话、益智、游泳、晒太阳及认知能力的训练等；新生儿预防接种观察；掌握新生儿生长发育情况，每日测量体温，定期测量新生儿身高、体重。

 **相关链接**

新生儿护理工作日志

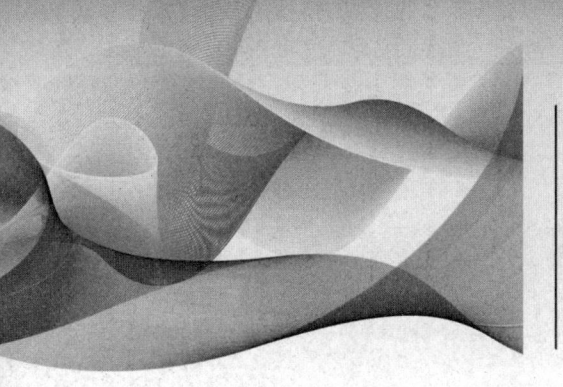

职业模块 ④
照护婴幼儿

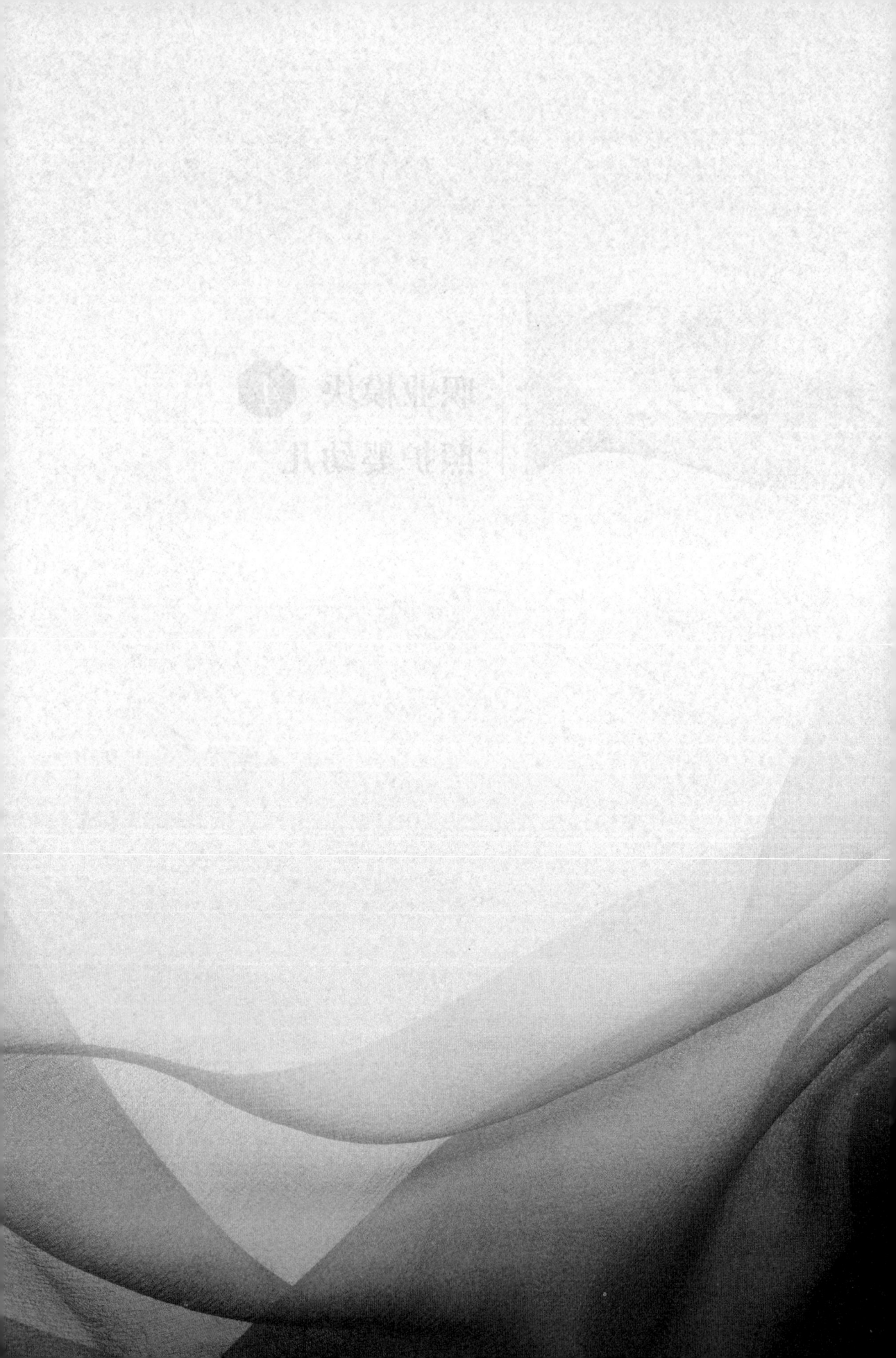

培训课程 1

喂养照护

学习单元1　婴幼儿喂养常识

婴幼儿的饮食量存在个体差异，受不同生长阶段、不同发育程度、不同性别等影响。正常情况下，6个月以内的婴儿，只要母亲营养情况良好，乳汁分泌充足，纯母乳喂养即可满足婴儿的生长发育需求，无须添加辅食；6个月后，因母乳量和营养元素不能完全满足婴儿生长发育需求，需要适量添加辅食。

一、1~12个月婴儿喂养方法

1. 1个月婴儿

（1）母乳喂养。每2~3小时喂奶1次，无须添加辅食。

（2）人工喂养。每次喂食配方奶90~120毫升，每天喂7次左右，无须添加辅食。

2. 2个月婴儿

（1）母乳喂养。每2~3小时喂奶1次，夜间可减少1次，无须添加辅食。

（2）人工喂养。每次喂食配方奶120毫升，夜间可减少1次，每天喂6次左右，无须添加辅食。

3. 3个月婴儿

（1）母乳喂养。每2~3小时喂奶1次，夜间可减少1次，无须添加辅食。

（2）人工喂养。每次喂食配方奶150毫升，每天喂5次。少量添加果蔬汁，如新鲜橘子汁、番茄汁、蔬菜汁等，榨好的果蔬汁与等量温开水混合（水温不低于 38~40 ℃）。开始几天可给婴儿吃 10 毫升左右，待婴儿适应后可慢慢增加至 30 毫升左右。

4. 4 个月婴儿

（1）母乳喂养。每天喂奶 5 次，非必要夜间可以停止喂奶，无须添加辅食。

（2）人工喂养。每次喂食配方奶 150~180 毫升，每天喂 5 次，夜间可以停止喂食。添加辅食：

1）果蔬汁。每天 1~2 次，每次 30~40 毫升。

2）水果泥。香蕉、木瓜、苹果、西瓜、桃子、梨子等，除成熟的香蕉外，其他水果均应煮熟后碾成泥状再喂给婴儿。开始 2 天每天只吃 1 小勺水果泥，以后再慢慢增加至 3 小勺左右。

3）蔬菜泥。豌豆、胡萝卜、马铃薯、菠菜等蔬菜煮熟后碾成泥状再喂给婴儿。一次只选食 1 种蔬菜，开始 2 天每天只吃 1 小勺，以后可逐渐增至 6 小勺。

4）麦片。用温开水或牛奶与麦片混合，每次吃 3 小勺。

5. 5 个月婴儿

（1）母乳喂养。每天喂奶 5 次，其中一次可用牛奶替代，非必要夜间不喂奶。母乳充足无须添加辅食，如母乳分泌不足，可参照 3 月龄人工喂养婴儿添加辅食。

（2）人工喂养。每次喂食配方奶 180~200 毫升，每天喂 5 次，夜间不喂食。添加辅食：鱼肉、鸡肉、猪肝等煮熟、碾成泥，开始 2 天每次只吃 1 小勺，每次只添加一种肉类辅食，以后可逐渐增加至每次食用 2 小勺。其他辅食与 4 个月婴儿相同。

6. 6 个月婴儿

（1）母乳喂养。持续母乳喂养，每天喂 5 次，开始添加辅食，非必要夜间不喂食。

（2）人工喂养。每次喂食配方奶 200 毫升左右，每天喂 5 次，夜间不喂食。

（3）添加辅食。6 个月婴儿可食用软烂的米粥、面片，以及蔬菜泥、水果泥、肉泥、肝泥等辅食，补充必要的营养；还可以让婴儿自己吃面包片等，练习咀嚼和磨牙。

7. 7 个月婴儿

（1）母乳喂养。持续母乳喂养，每天喂 5 次，添加辅食，非必要夜间不喂食。

(2) 人工喂养。每次喂食配方奶 220 毫升左右，每天喂 5 次。

(3) 添加辅食。7 个月婴儿可食用的辅食种类更多，如软烂的面条、面片、米粥、菜粥、瘦肉粥、鱼片粥，以及鸡蛋羹、鱼片、肝泥、蔬菜末等；也可食用面包干、烤馒头片等促进乳牙萌出。

8. 8~12 个月婴儿

(1) 母乳喂养。持续母乳喂养，每天喂 4 次，添加辅食，间隔可喂食配方奶，夜间不喂食。

(2) 人工喂养。每次喂食配方奶 220~250 毫升，每天喂 4 次。

(3) 基础辅食

1) 果蔬汁。新鲜果汁、蔬菜汁，添加温水量慢慢减至吃单纯果汁、蔬菜汁，每次 60 毫升左右。

2) 水果泥。水果用汤匙刮成泥糊状喂给婴儿食用，每次 3 小勺。

3) 谷类、粥、面条。分别与碎肉、蔬菜共煮，每天可吃半碗。

(4) 新增辅食。每天进食新增辅食 1 次，每次只增加 1 种新的辅食，等婴儿适应后再添加、置换另一种新食物，直到婴儿习惯吃 4 种以上不同的食物后，可以尝试混合喂食。

1) 鸡蛋羹。将 1 个鸡蛋打在小碗内，加水至 8 分满，搅拌均匀后蒸 8~10 分钟。开始时先吃 1 勺，慢慢增至一次吃完 1 碗鸡蛋羹。

2) 豆腐羹。豆腐煮熟食用，由 1 勺开始慢慢增加，每天可吃 2~3 次。

3) 鱼汤、肉汤。用水煮熟，每天喂食 5 汤匙。

二、12 个月以上幼儿喂养方法

1~3 岁阶段的幼儿可以辅食为主，但每日仍需喝奶 500 毫升左右。2 岁前母乳喂养的幼儿可继续母乳喂养，三餐之间的上午 10 点、下午 3 点左右应增食糕点、牛奶、水果等。

幼儿膳食逐渐向成人过渡，但仍要与成人区分，合理安排膳食结构，少盐、少调味品，确保营养充分的同时，膳食品种应多样化，味道更加丰富，但仍需清淡，避免重口味食物。

1. 食物品种多样、花样丰富

没有一种食物可提供人体所需的全部营养，因此幼儿食物种类要丰富，饮食制成品花样要不断翻新，尽量不重样，以顺应幼儿的好奇心，增强幼儿的食欲。

2. 均衡营养，不偏食、不挑食

不同食物具有不同的营养物质，人体对各类营养物质都有一个量的要求，单品摄入过多或过少都不能保证幼儿的营养需求。食物之间要合理搭配，本着粗细搭配、深色与浅色蔬菜搭配、鱼禽肉类搭配原则，保持营养均衡，使幼儿健康成长。

幼儿偏食、挑食是常见现象，但必须予以正确引导，及时纠偏，不要因为幼儿喜欢吃某种食物就放任其多食，不喜欢某种食物就放任其少食。

3. 按时用餐，餐间尽量不吃零食

一日三餐是摄入丰富营养的主要途径，早中晚三餐缺一不可，一般早餐占一天总摄入量的30%，午餐占一天总摄入量的40%，晚餐占一天总摄入量的30%。幼儿要坚持一日三餐按时吃、吃好、吃饱。三餐之间可以增食糕点、牛奶、水果，但应不吃或少吃零食，以免影响正餐摄入量。

4. 饮食清淡，不嗜食高能量食品

幼儿饮食应清淡少盐，米、面、蔬菜、肉、蛋、奶等应均衡摄取，不食或少食油炸食品、糖果、冰激凌及含糖饮料等高能量食品。过多摄入油腻、高盐、高糖食品，不仅过于甜腻难以消化，还使热量摄入过高，幼儿发生肥胖、高血压、高血脂、冠心病等疾病的风险显著增加。此外，缺乏膳食纤维会影响消化功能，易引起消化道疾病，如便秘、胃炎等。

5. 依据幼儿体质提供食物

幼儿存在一定的体质差异，应根据幼儿体质提供不同的食物，而不是凭口味挑选食物。例如，脾胃虚寒的幼儿不宜贪吃生冷食品，以免引起肠胃不适或腹泻；内热较重的幼儿不宜贪食油炸食品、羊肉火锅等，以免引起口舌溃疡或大便干结。

母婴护理员应熟知食物的基本属性，依据幼儿体质为幼儿提供与体质相符的食物，同时还要根据季节变换调整。

6. 文明用餐，培养光盘习惯

安静、舒适、温馨的就餐环境可促进幼儿愉悦进食，轻松、舒缓的音乐可保持幼儿愉快的情绪，细嚼慢咽可促进食物消化吸收。用餐时不看电视、不说笑、不玩耍，否则不但不利于健康，更可能因注意力不集中发生危险。

幼儿吃饭时,不催促、不训斥,餐桌不是纠正不良饮食习惯的场所,应加强日常引导。幼儿每餐食量不够稳定,盛饭时要少量多次添加,避免浪费,鼓励幼儿养成光盘习惯。

三、婴儿进食情况判断

想知道母乳是否充足、婴儿进食是否充分,可以结合以下几方面表现进行综合判断。

1. 母亲自我感觉

哺乳前,母亲乳房会有饱胀感,表面静脉充血、显露,用手轻按乳房,乳汁会很容易挤出。哺乳后,母亲会感觉乳房松软,饱胀感消失,乳房会轻微下垂。

2. 婴儿吃奶声音

婴儿饥饿时吃奶,呼吸较为急促,吞咽时会发出"咕嘟咕嘟"的声音,表明母乳充足,一般连续哺乳10分钟左右足以喂饱婴儿。如果婴儿吃奶时比较吃力甚至表现烦躁,或是吃完后还含着乳头不放,表明母乳不足,婴儿没有吃饱。

3. 婴儿的满足感

婴儿吃饱后会有一种满足感,表现为表情愉悦,在与其对话时会获得及时、高兴的响应;婴儿疲倦时会安静地睡觉(注意不要让婴儿长时间含着乳头或抱着奶瓶睡觉),一般能够安静入睡2~3小时。如果吃奶过程中,婴儿表现烦躁、哭闹,或入睡1~2小时就醒来,常表示母乳不足,婴儿没有吃饱,应适当增加哺乳量。

4. 大小便

大小便次数和性状可充分反映婴儿的进食情况。母乳喂养的婴儿每日大便3次左右,小便8~9次;人工喂养的婴儿每日大便2次左右,小便每日可达10次左右。

5. 体重增长情况

体重是衡量婴儿进食是否充足的可靠依据。一般6个月以内的婴儿,每月增加体重600克左右,表明喂养充分,婴儿能够吃饱。如果婴儿体重每月增长少于500克,表示喂养不足,婴儿没有吃饱。可以在喂奶前后给婴儿各称一次体重,其差额便是每次的喂奶量。出生3个月时每次喂奶量约为100~150克,6个月时为150~200克。

相关链接

婴幼儿生理特点

学习单元2　配方奶粉冲调

婴幼儿配方奶粉一般按照适龄段进行分类,即一段奶粉,适合0~6个月婴儿;二段奶粉,适合6~12个月的婴儿;三段奶粉,适合1~3岁幼儿。特殊体质婴幼儿也有对应的配方奶粉。

一、一段奶粉

一段奶粉适合0~6个月婴儿食用,富含DHA和ARA(不饱和脂肪酸),还有接近母乳含量的游离核苷酸和足量的铁。一段奶粉能够补充成长所需要的各种营养物质,帮助婴儿增强身体素质,为脑部发育、骨骼增长打下坚实的基础。

二、二段奶粉

二段奶粉适合6~12个月的较大婴儿食用。身体状况正常的婴儿达到6月龄时,可以从一段奶粉转为二段奶粉。6个月以上的婴儿生长发育加快,对蛋白质和能量的需求加大,所以二段奶粉的蛋白质和能量比一段奶粉更加丰富。为了防止婴幼儿肥胖,二段奶粉的脂肪含量会有所减少。

三、三段奶粉

三段奶粉适合1~3岁的幼儿食用。1~3岁的幼儿主要靠食物来摄取营养,奶粉只是辅助手段,所以,三段奶粉的营养物质含量、比例与一段奶粉、二段奶粉均有差异。此外,三段奶粉的牛磺酸含量和微量元素含量相对较高,能满足幼儿快速发育的身体对营养物质的需求。

 **相关链接**

婴幼儿配方食品安全标准

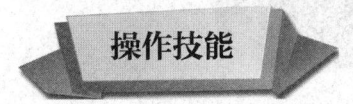

冲调奶粉

一、操作准备

1. 物品准备：奶瓶1只、塑料刮刀1把、量杯1个、奶粉勺1把、38 ℃温开水250毫升左右、适宜婴幼儿年龄段的配方奶粉1罐。

2. 母婴护理员准备：清洗干净双手，必要时穿上婴幼儿护理服。

二、操作步骤

步骤1：确定奶量。根据婴幼儿的月龄，参照奶粉包装说明中的奶量标准确定奶量。确定奶量时要注意符合婴幼儿自身的需要，灵活掌握。

步骤2：奶瓶加水。依据奶粉量，先往奶瓶里添加相应配比量的38 ℃左右的温开水，如图4－1所示。

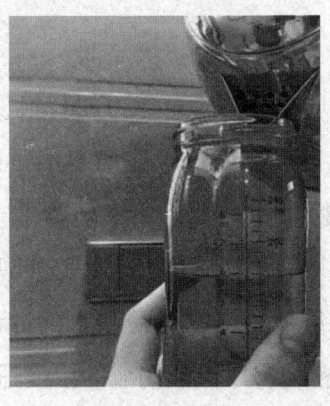

图4－1 加水

步骤3：添加奶粉。用奶粉勺取出相应配比量的奶粉，用刮刀刮平后加入奶瓶中，如图4-2、图4-3所示。

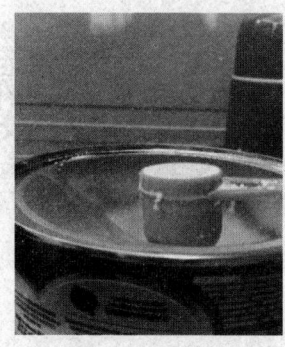 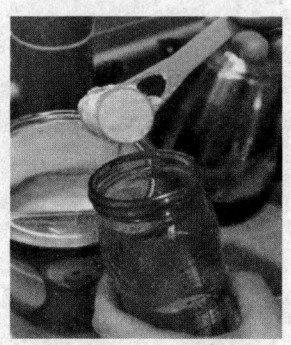

图4-2　取奶粉　　　　　图4-3　加奶粉

步骤4：摇晃奶瓶，促使奶粉在水中充分溶解。奶瓶拧上奶嘴、盖好瓶盖后，轻轻摇晃奶瓶，使奶粉和水充分调匀，如图4-4所示。

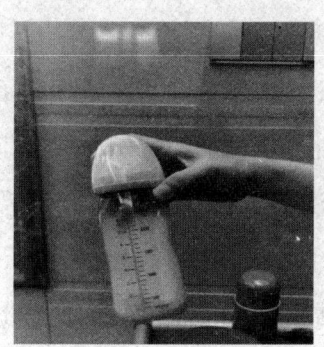

图4-4　摇匀

步骤5：测试奶液温度。滴1~2滴奶液在手腕内侧处，测试奶液的温度，以接近体温为宜。

三、注意事项

1. 婴幼儿奶瓶在使用前应先行消毒，为方便替换使用，可准备多套奶瓶。

2. 根据婴儿的年龄阶段、是否为过敏体质、足月或早产、有无严重的胃肠道疾病等，选择适宜的配方奶粉。

3. 仔细核对奶粉的保质期，不让婴幼儿食用过期奶粉。

4. 因为配方略有差异，每种品牌的奶粉和水的冲调配比有所不同，因此需要按照配比说明使用相应的奶粉勺，以保证奶液的浓度适当。

5. 调配奶粉要先放水，后放入奶粉。

6. 严格按照奶粉食用说明书调配奶粉，取奶粉时要自然松散地盛入量匙，用刮刀刮平即可，不必挤压奶粉。

7. 奶液调配好后要非常均匀，不能有未溶解的奶粉块，以免造成配比不合理或堵塞奶嘴。

8. 调配好的奶液应控制在婴幼儿一次可喝完的量，一次未喝完的奶液尽量不储存，以免存储不当导致奶液变质。

 **相关链接**

照护婴幼儿喝奶（水）

学习单元3　转奶技术应用

转奶指婴幼儿喝奶方式改变，如从母乳转换为配方奶粉、从一个阶段的配方奶粉转换为另一个阶段的配方奶粉、从一种奶粉转换为另外一种奶粉等。转奶要循序渐进，充分考虑婴幼儿的喂养方式（母乳喂养、人工喂养、混合喂养）、月龄、营养状况、健康状况等因素。

一、转奶方法

1. 母乳转配方奶粉

4~6个月是味觉发育的关键期，此时给婴儿添加适量的配方奶粉，可以促进婴儿的味觉发育。如果不是条件不允许，不建议在1岁前完全停止母乳喂养，母亲可根据母乳量来决定用奶粉替代一次喂奶的全部还是一部分。

母乳喂养的婴幼儿，一般不建议6个月内就完全转奶；6个月后的婴幼儿，可以根据实际需要循序渐进进行转奶，从母乳加奶粉混合喂养逐渐过渡到纯人工喂养。从母乳换成配方奶粉时，每次以一小匙配方奶粉加20~30毫升38℃

的温水喂食婴幼儿，若婴幼儿无不良反应，每天可增加一小匙，逐渐增加至全量。

2. 新旧奶粉转换

人工喂养的婴幼儿，换奶粉初期可以两种奶粉混合喂养，即之前吃的奶粉减少1/4量，加入1/4的新奶粉，放入38℃的温水中摇匀喂食婴幼儿。换奶粉需要循序渐进，不要太着急，要让婴幼儿有一个适应的过程，待婴幼儿适应了新奶粉后再逐渐增量。整个转奶过程少则1~2周，多则需要1个月。新旧奶粉转换量表见表4-1。

表4-1 新旧奶粉转换量

转奶时间	新旧奶粉混合比例
第1~3天	3/4 旧奶粉 + 1/4 新奶粉
第4~6天	2/3 旧奶粉 + 1/3 新奶粉
第7~9天	1/2 旧奶粉 + 1/2 新奶粉
第10~12天	1/3 旧奶粉 + 2/3 新奶粉
第13~15天	1/4 旧奶粉 + 3/4 新奶粉
第16天及以后	无不良反应全部食用新奶粉

注：依据婴幼儿不同月龄、食奶次数，从第一天转换一餐开始，每隔3天增加一次新旧奶粉转换，待婴幼儿适应后再继续增加转换次数；婴幼儿不适应时，应减缓增加转换餐次，直到全部转换成食用新奶粉为止。

3. 奶粉和辅食相互转换

母乳喂养的婴儿满6个月、人工喂养的婴儿满4个月，可以适量添加辅食。先由母乳（奶粉）加辅食混合喂养开始，待婴幼儿适应后再逐渐增加独立辅食量和次数，直至以辅食为主、母乳（奶粉）为辅。

不同的辅食需要有不同的时间间隔，一般要用1~2周的时间才能让婴幼儿适应常见辅食。避免过快、过量添加辅食，以防止添加辅食不当导致婴幼儿胃肠功能紊乱。

4. 转奶效果观察

转换奶粉或辅食过程中，需要注意观察婴幼儿的身体情况。一般在喂食奶粉或辅食后，要首先观察婴幼儿的消化吸收情况，如有无腹胀、腹泻等。如果婴幼儿食用奶粉或辅食后，表情愉悦、情绪安静、没有明显的哭闹，大便次数及便量没有明显变化，说明奶粉或辅食转换效果良好。如果婴幼儿食用奶粉或辅食后，出现烦躁、哭闹，或大便次数明显增多等情况，说明婴幼儿对奶粉或辅食还不够适应，需要延缓增加喂养量和次数，待婴幼儿适应后再行增量、增次。

二、转奶注意事项

（1）转奶应在婴幼儿身体健康的情况下进行，如婴幼儿存在腹泻、发热、感冒等情况，就不要急于给婴幼儿转奶。

（2）由母乳向配方奶粉转换时，每次仅用一小匙配方奶粉加水试着喂食婴幼儿，若无不良反应，每天可增加一小匙，逐渐增加至全量。

（3）母乳转换成配方奶时间要尽量长些，通常要1～2周，甚至1个月，不要急于快速转奶，以免造成婴幼儿不适。

（4）转奶前3天内，早上第一餐或晚上睡觉前不要转奶；转奶的同时要配合辅食添加，但转奶期间不要添加婴幼儿以前从未食用过的辅食。

（5）转换不同阶段的配方奶粉不能超前，也无须一到某个月龄阶段就马上更换下一阶段的配方奶粉；即使是同品牌不同阶段的奶粉，也需交替、循序渐进地转换。不建议频繁更换配方奶粉的品牌。

（6）对于早产儿，要待体重大于2 500克以后才可以更换成婴儿配方奶粉，原奶粉每次减少一匙，添加婴儿配方奶粉一匙，直至完全更换成功。

（7）低敏止泻奶粉又称免敏奶粉，不含乳糖，是针对天生缺乏乳糖酶的婴幼儿及慢性腹泻导致肠黏膜表层乳糖酶流失的婴幼儿设计的。婴幼儿腹泻时可直接停用原配方奶粉，换成低敏配方奶粉；待腹泻改善后，再换回原配方奶粉时需遵循奶粉转换基本要求。

学习单元4　辅食添加技术方法

随着婴幼儿不断成长，单纯的乳类喂养已经不能满足其生长发育的需要。给婴幼儿添加辅食，一是补充乳类营养的不足；二是改变食物的性质，为断奶做好准备；三是培养婴幼儿良好的饮食习惯，促进婴幼儿的生长发育。

一、婴儿辅食添加基本原则

1. 添加辅食时机

婴儿添加辅食的最佳时机是6月龄。6个月前的婴儿消化系统不够成熟,添加辅食不容易消化;如果晚于6个月才开始添加辅食,会因为婴儿已经习惯于吸吮乳汁,不容易适应咀嚼辅食,导致辅食添加困难,易引起婴儿营养缺乏。

添加辅食最好在喂奶之前和婴儿饥饿时进行,或在与父母进餐时进行,这时婴儿容易接受新的食物,如果婴儿拒绝,要增加尝试次数。

2. 添加辅食品种

每次只添加一种辅食,从每日一次起,过3天至1周后,如婴儿没有消化不良或过敏反应再添加第二种辅食,由一种过渡到多种。天气过热、婴儿身体不适时,暂缓添加新辅食,以免引起消化功能紊乱。

3. 添加辅食量

添加辅食由少量开始,待婴儿对一种辅食耐受后,再由少到多,逐渐增加辅食的量和次数。婴儿是否对新添加的辅食产生耐受,可以通过观察婴儿大便是否正常来判断。

二、婴儿辅食添加

母乳喂养的婴儿成长至6个月时唾液腺明显发育,胃肠道消化吸收功能增强,为此,婴儿一般在6个月时开始添加辅食。婴儿添加辅食需依据婴儿不同的月龄确定种类、次数和量,见表4-2。人工喂养的婴儿,3个月开始即可适度添加果蔬汁。

表4-2 婴儿常见辅食添加参照表

月龄	添加辅食种类	餐数		喂食要点
		主餐	辅餐	
6	1. 蔬菜汁、水果汁、麦片 2. 肉泥、肝泥、蛋黄、鱼泥、动物血、豆腐花、嫩豆腐 3. 烂粥、蔬菜泥、水果泥、烂面片、鸡蛋羹、米粉糊、麦粉糊 4. 可适当补充鱼肝油促进钙吸收	奶5次	1~2次	用小勺喂,训练吞咽功能

续表

月龄	添加辅食种类	餐数 主餐	餐数 辅餐	喂食要点
7~9	1. 稠粥、烂饭、饼干、烂面条、面包、小馒头等食物 2. 鱼泥、肝泥、动物血、碎肉末、黄豆制品等蛋白类食物 3. 蔬菜泥、水果泥等富含维生素的食物 4. 可适当补充鱼肝油促进钙吸收	奶4~5次	1~2次 1次水果	学用杯和碗，训练咀嚼功能
10~12	1. 稠粥、软米饭、饼干、面条、面包、花卷、馒头、小馄饨等食物 2. 鱼块、肝、动物血、碎肉末、婴幼儿专用奶粉、豆制品等蛋白类食物 3. 碎菜、水果等富含维生素的食物 4. 可适当补充鱼肝油促进钙吸收	奶4次	2~3次 2次水果	抓食，训练婴儿自己用勺，开始与成人共同进餐

三、不同月龄婴幼儿食物类型与食量

1. 6 个月婴儿

6 个月婴儿开始有吞咽非流质食物的能力，开始出牙，在这个阶段单靠乳类不能满足婴儿健康生长的需要。因此，除坚持乳类喂养外，还应及时补充婴儿所需的营养物质，逐渐添加辅食。6 个月婴儿每日参考食物类型与食量见表 4-3。

表 4-3　6 个月婴儿每日参考食物类型与食量

食物类型	食量	食物类型	食量
乳类	800~1 000 毫升	豆类	10 克
谷类	20~30 克	水果汁	100 毫升
蛋类	12~25 克	蔬菜汁	100 毫升

2. 7~9 个月婴儿

这个阶段是婴儿练习咀嚼的最佳时期。在此期间，除坚持乳类喂养外，可以给婴儿吃点烂面条、烂杂粮粥、烤馒头片、饼干等，以促进牙齿生长、锻炼咀嚼能力、增强胃肠消化吸收功能，有利于头面部骨骼、肌肉的发育，对日后的构音和语言发展起着重要的作用。7~9 个月婴儿每日参考食物类型与食量见表 4-4。

表4-4 7~9个月婴儿每日参考食物类型与食量

食物类型	食量	食物类型	食量
乳类	600~800毫升	豆类	20克
谷类	50~80克	水果	100克
蛋类	50克	蔬菜	100克

3. 10~12个月婴儿

这个阶段的婴儿胃肠功能增强，活动量增大，能量需求增加，应逐渐减少喂奶次数，多摄入各种营养丰富的食物。10~12个月婴儿每日参考食物类型与食量见表4-5。

表4-5 10~12个月婴儿每日参考食物类型与食量

食物类型	食量	食物类型	食量
乳类	450~500毫升	豆类	30克
谷类	60~80克	水果	100克
蛋类	50克	蔬菜	100克
鱼肉类	50克		

4. 12~24个月幼儿

这个阶段是幼儿从乳类到普通膳食的过渡阶段，幼儿的活动范围扩大，运动量加大，所需的能量、营养物质也增多。但此时幼儿的消化系统还未发育成熟，消化能力尚较弱。因此，18个月前的幼儿每日应持续保持三餐两点，18个月以后可以过渡为每日三餐一点。

此阶段的幼儿要避免食用有刺激性、过于油腻、过硬、过粗、过大、油炸、黏性、过甜、过咸的食物。坚持每日喝奶和豆浆，豆浆与奶交替食用；按照早餐占30%、午点占5%、午餐占35%、晚餐占30%的比例，合理安排幼儿一日各餐能量的分配。12~24个月幼儿每日参考食物类型与食量见表4-6。

表4-6 12~24个月幼儿每日参考食物类型与食量

食物类型	食量	食物类型	食量
乳类	450毫升	豆类	30克
谷类	100~150克	水果	100克
蛋类	50克	蔬菜	150~200克
鱼肉类	50克		

5. 2~3岁幼儿

2~3岁幼儿肠胃功能发育基本成熟，运动量更大，能量需求进一步提升，各种食物营养要更为丰富。这个阶段的幼儿饮食构成及制作要求基本与普通膳食相一致，每日三餐一点为宜。2~3岁幼儿每日参考食物类型与食量见表4-7。

表4-7 2~3岁幼儿每日参考食物类型与食量

食物类型	食量	食物类型	食量
乳类	400 毫升	豆类	50 克
谷类	150~200 克	水果	100 克
蛋类	50 克	蔬菜	200 克
鱼肉类	50 克		

四、婴幼儿添加辅食注意事项

（1）添加辅食要从一天一次开始，待一周左右婴幼儿适应一种食物，食后大便正常，再变为一天两次；再持续一周左右，如婴幼儿消化良好、大便正常，再添加第二种新食物。

（2）添加新品类辅食最好在婴幼儿精神状态良好、饥饿、两次喂奶间隔时间内进行，此时婴幼儿更容易接受新食物。婴幼儿患病时不宜添加辅食。

（3）添加辅食要由少到多、由细到粗、由稀到稠、由半流体到固体，循序渐进，逐步增加。

（4）食物要力求营养丰富、全面、均衡，食物种类应包括主食、蔬菜、水果、肉类。婴幼儿的消化系统不够完善，所以6个月前不宜吃肉类等不易消化吸收的食物。

学习单元5 婴幼儿辅食制作

婴幼儿的辅食要单独制作，不能用成年人或病人的饭菜代替婴幼儿辅食。婴幼儿辅食制作要精细，需遵循从细到粗、从稀到稠、由烂到软再到硬的原则，即从流质食物开始，过渡到半流质食物，再逐步到固体食物。

婴幼儿辅食必须清淡少盐、不油腻，每餐吃多少做多少，糖类食物不宜多食。辅食中不要添加味精、花椒、大料等调味品，特别是婴儿辅食，应以食物的天然原味为主。食物要营养丰富、均衡搭配，食材要新鲜、无污染。辅食制作过程中必须保证卫生，餐饮用具必须餐餐清洁，天天消毒。

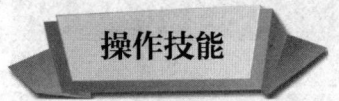

【操作任务1】

煮制蔬菜水

蔬菜水含有丰富的维生素 C、矿物质等，且含有丰富的膳食纤维，有助于维持婴幼儿身体正常的生理功能，保持肠道健康、增强免疫力，还可以预防便秘。

一、操作准备

1. 蔬菜准备：新鲜的芹菜、油菜、胡萝卜、黄瓜、西红柿或甜玉米等 100 克（每次选用 1~2 种蔬菜）。

2. 物品准备：刀具 1 套、案板 1 块、洗菜盆 2 个、不锈钢锅或砂锅 1 口。

二、操作步骤

步骤 1：上述蔬菜、刀具、案板在洗菜盆中清洗干净，控干水分。

步骤 2：蔬菜叶片用手撕碎，茎切碎待用。

步骤 3：不锈钢锅或砂锅中加水 200 毫升左右，加火烧开。

步骤 4：水烧开后，放入碎菜叶茎，加盖煮沸 3~5 分钟关火。

步骤 5：打开锅盖，蔬菜水晾至 38 ℃装入奶瓶供婴幼儿饮用。

三、注意事项

1. 煮蔬菜水用的蔬菜需新鲜、无污染，一次选择 1~2 个同类品种蔬菜即可。

2. 蔬菜中富含维生素 C，金属刀具切蔬菜会加速维生素 C 的氧化，破坏其活性。

3. 煮制蔬菜水禁止使用铁锅或铝锅，避免蔬菜中的维生素、矿物质与铁、铝发生化学反应，生成对人体有害的物质。

4. 蔬菜水要随吃随煮,一次煮制一次饮用量,避免长时间储存腐败变质。

5. 煮制蔬菜水的时间应控制在 5 分钟内,避免维生素被破坏。煮好的蔬菜水需打开锅盖冷却。

6. 婴儿饮用的蔬菜水中不加盐、味精、糖等调味品,装入奶瓶时可以使用消毒纱布或漏网过滤。

【操作任务2】

熟制蔬果泥

制作适宜婴幼儿食用的蔬果泥,多选择新鲜的苹果、香蕉、梨、橙子、草莓、胡萝卜、土豆、南瓜、芋头、红薯、山药等,一般一次选择 2~3 种同类果蔬,如图 4-5 所示。婴幼儿食用蔬果泥可补充必要的维生素、矿物质,丰富的膳食纤维还可以预防便秘。

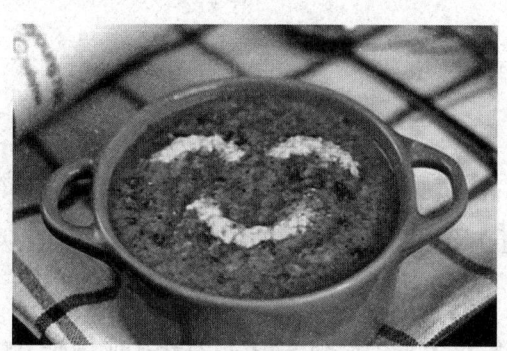

图 4-5　熟制蔬果泥

一、操作准备

1. 原料准备:新鲜的苹果、梨、香蕉、橙子、草莓、胡萝卜、土豆、南瓜、芋头、红薯、山药等新鲜的同类食材 2~3 种,食用油 15 毫升。

2. 物品准备:刀具 1 套、案板 1 块、洗菜盆 2 个、蒸锅 1 口、炒锅 1 口、铲子 1 个、破壁机 1 台、碗 2~3 个、勺子 1 把。

二、操作步骤

步骤1:将准备好的用具全部清洗干净。

步骤2:将蔬果去掉不能食用的根须后在洗菜盆中清洗干净,有皮的去皮,有核、籽的去掉核与籽。

步骤3：将初加工好的蔬果切成2厘米左右的小方块。

步骤4：蒸锅放入300~500毫升水，将加工好的果蔬放蒸屉上，大火烧开，改小火蒸10~15分钟。

步骤5：将蒸熟的蔬果从蒸锅中取出，放入碗里用勺子碾碎或用破壁机打成泥。

步骤6：炒锅加火烧热，放入食用油烧热，放入蔬果泥用铲子炒制均匀即可盛出。

步骤7：待蔬果泥温度下降至38 ℃时，直接喂食婴幼儿，也可以放入煮好的粥、面条、面片中食用。

三、注意事项

1. 食材新鲜，洗净后要去皮、去核、去籽；蒸熟后碾碎工具要清洁、干净，防止二次污染。

2. 炒制蔬果泥时，锅内放少量食用油烧热，将蔬果泥放入锅内大火炒匀。

3. 一次制作量够婴幼儿食用即可，避免食用不完，存储时变质或流失营养。

【操作任务3】

清蒸鸡蛋羹

鸡蛋富含胆固醇、蛋白质、脂肪、维生素和矿物质，具有补充营养、增强体质、健脑益智的功效。鸡蛋制作成鸡蛋羹供婴幼儿食用更利于消化吸收，如图4-6所示。

一、操作准备

1. 食材准备：新鲜鸡蛋1个、35~40 ℃温开水或牛奶100毫升、米醋5毫升。

2. 工具准备：蒸锅1口、碗2个、筷子1双、勺子1把、牙签2~3支、保鲜膜1卷、滤网勺1把（见图4-7）。

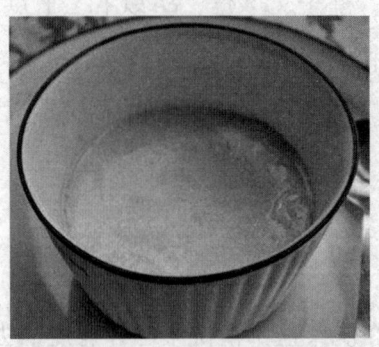

图4-6　成品鸡蛋羹

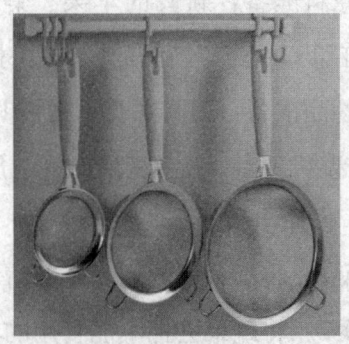

图4-7　滤网勺

二、操作步骤

步骤1：全部工具清洗干净，必要时消毒。

步骤2：蒸锅中加水300毫升，置于火上烧开。

步骤3：鸡蛋破壳取鸡蛋液置于碗里。

步骤4：鸡蛋液中加入温开水或牛奶100毫升，加入米醋5毫升。

步骤5：一只手端起鸡蛋液碗，另一只手持筷子，沿同一方向将鸡蛋液搅拌均匀至起沫。

步骤6：将搅拌均匀的鸡蛋液倒入另一只碗里，使用滤网勺过滤掉浮沫。

步骤7：过滤好的鸡蛋液在碗口覆上保鲜膜，用牙签在保鲜膜上戳几个小洞。

步骤8：蒸锅中水烧开后放入鸡蛋液碗，盖上蒸锅盖，中火蒸10分钟即可。

三、注意事项

1. 按1份鸡蛋液加1.5份温开水或牛奶的比例制作鸡蛋羹，成品软嫩、没有气孔。

2. 鸡蛋都有些腥味，米醋可以去除鸡蛋的腥味，还能让鸡蛋羹更软嫩。

3. 搅拌均匀后的鸡蛋液不要直接上锅蒸，要先过滤一下，清除鸡蛋液里的杂质。

4. 蒸制鸡蛋羹时间越短口感越鲜嫩，小火慢蒸，鸡蛋羹的口感会变老、变硬；大火蒸，如果不加保鲜膜，鸡蛋羹一样会变老、变硬。一般中火蒸10分钟左右口感最好。

5. 蒸制鸡蛋羹时还要考虑碗的大小、厚薄。碗口大、碗壁薄蒸制8~9分钟即可，反之则需要多蒸一会儿，但蒸制时间不能超过15分钟。

6. 鸡蛋羹营养相对单一，为幼儿制作鸡蛋羹时，可以适当在鸡蛋液中加入切碎的胡萝卜、木耳、绿叶蔬菜或虾仁等。

【操作任务4】

制作鸡蛋软饼

鸡蛋软饼在煎制过程中吸收了脂肪，蛋白质变性，容易被人体消化和吸收。鸡蛋软饼适合2岁以上的幼儿食用。

一、操作准备

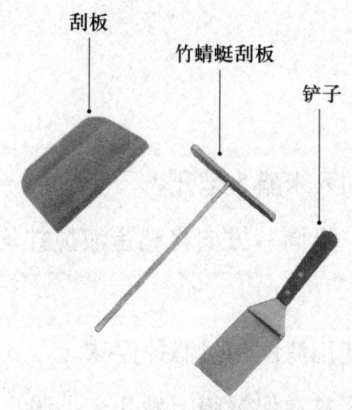

图4-8 刮板、竹蜻蜓刮板、铲子

1. 食材准备：面粉100克、鸡蛋1个、白糖5克、葱白10克、精盐2克、植物油20克、绿叶蔬菜30~50克、40℃温水130克左右。

2. 工具准备：平底锅1口、碗2个、盘子2个、筷子1双、刮板1个、竹蜻蜓刮板1个、铲子1个（见图4-8）、勺子1把、洗菜盆2个。

二、操作步骤

步骤1：工具清洗干净，必要时消毒。

步骤2：绿叶蔬菜、葱白在洗菜盆中清洗干净，切成碎末。

步骤3：鸡蛋破壳打散到碗里，用筷子搅拌均匀。

步骤4：面粉、白糖、精盐、温水、绿叶蔬菜末、葱末一起放入鸡蛋液中。

步骤5：顺时针将碗中食材搅拌均匀，呈稀糊状。

步骤6：平底锅上火，放少量植物油，涂均匀、烧热。

步骤7：取1~2勺搅拌均匀的鸡蛋面粉糊倒入锅内，使用刮板和竹蜻蜓刮板将面糊均匀摊开成薄饼，厚不超过3毫米，如图4-9所示。

步骤8：待面糊烙制成型后，用铲子将饼翻面，如此反复翻转2~3次至成熟，装盘即可食用，如图4-10所示。

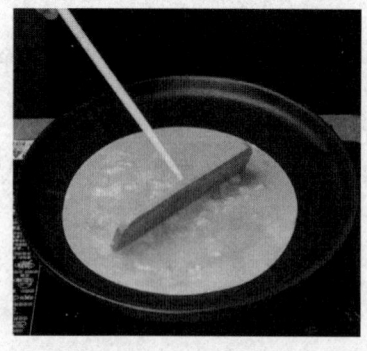

图4-9 摊糊成饼

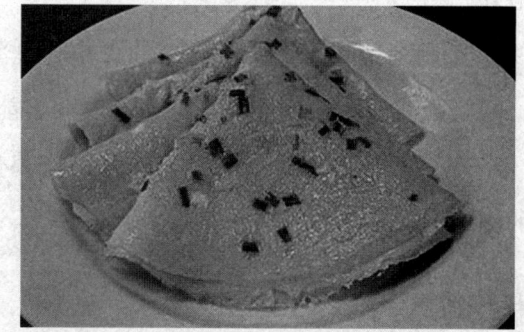

图4-10 鸡蛋软饼

三、注意事项

1. 面粉和鸡蛋应按照100克面粉加1个鸡蛋确定比例。
2. 加水适量，面糊过稀、过稠都会影响效果。

3. 面糊倒入锅内要迅速摊平，并保持薄厚均匀，饼坯成型后要及时翻面烙制，避免烙煳。

 **相关链接**

其他辅食制作

学习单元6　婴幼儿辅食喂养照护

习惯了进食乳制品的婴幼儿，在添加辅食初期往往会比较抗拒，在进行辅食喂养照护时应采取积极而正确的喂养方式，使婴幼儿形成健康的饮食习惯。

一、注意观察婴幼儿进食状态

如果婴幼儿进食愉快、积极，说明其喜欢该食物，有进食需求；如果随着进食量增加，食物送到婴幼儿嘴边，在没有其他干扰事项的情况下，婴幼儿摇头或拒绝进食，多表示已经吃饱了或不喜欢该食物。

二、注意观察异常表现

如果婴幼儿进食需求旺盛，但存在坐立不安的异常表现，首先要检查婴幼儿坐位、衣物有无异物；如果婴幼儿一边进食一边哭闹或异常呕吐，注意检查食物温度，观察婴幼儿是否胃肠道不适。

三、喂食要少量多次，切忌填鸭式喂哺

婴幼儿的胃容量小，消化吸收功能尚待进一步发育，每餐的进食量应适度控制，避免一次性摄入过多食物，无法及时消化、排出，引起恶心、呕吐等。喂食时不要刻意催促婴幼儿快吃，要提醒婴幼儿细嚼慢咽。婴幼儿吃得太多、太快，

可能会消化不良、呕吐甚至窒息。

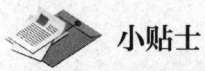 小贴士

> 随着身体发育，婴儿的胃容量逐渐增大，每个月增长25毫升左右。1岁时幼儿的胃容量可达到250~300毫升，2岁时胃容量为400毫升左右，3岁时胃容量为500~600毫升。

四、适度控制进食时间

婴幼儿每次进食时间应该控制在15~20分钟，进食时间过短，婴幼儿可能吃不饱，进食过快也不利于消化吸收，更容易发生呛食、噎食；进食时间过长，易导致婴幼儿过食，且食物温度降低，易引起消化不良、肠胃炎等。

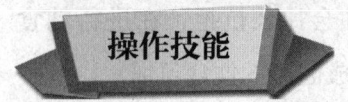

喂食婴幼儿辅食

一、操作准备

1. 食物准备：辅食（依据婴幼儿月龄准备适宜量），38℃温开水50毫升。

2. 物品准备：婴幼儿专用餐椅或小饭桌1套，婴幼儿专用碗、筷、勺1套，围嘴1个，小水杯1只，小方巾1块，纸巾或湿纸巾3~5片。

二、操作步骤

步骤1：给婴幼儿洗手，必要时洗脸、上厕所，开窗通风换气，创设安全、卫生、空气清新的良好进食环境。

步骤2：将婴幼儿安全地放在专用餐椅里（见图4-11），也可使其坐在小饭桌前（见图4-12），给婴幼儿围上围嘴。

步骤3：盛半碗温度为38℃左右的辅食，使用婴幼儿专用小勺，舀一小勺辅食，送至婴幼儿嘴边，并口语化嘱咐婴幼儿张嘴吃饭，待其张嘴后顺势把辅食投放于舌中部。

步骤4：嘱咐婴幼儿细嚼慢咽，待咽下后再喂食下一口。如此反复喂食，一边喂食，一边表情愉悦地与婴幼儿互动交流。

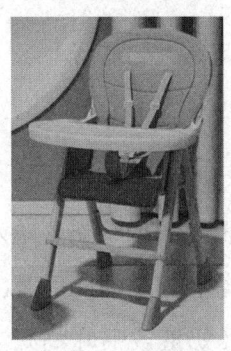
图4-11 餐椅

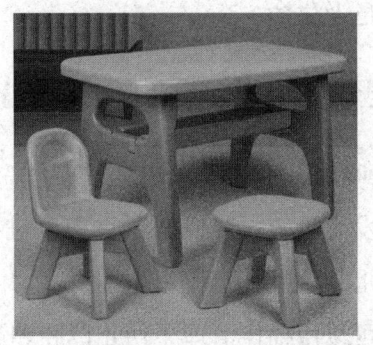
图4-12 小饭桌

步骤5：待婴幼儿吃饱后，让婴幼儿漱口或喝一点温开水，清洁口腔。

步骤6：用毛巾擦嘴、洗手，解下围嘴，必要时洗脸，将婴幼儿抱离座位，用餐完毕。

步骤7：收拾餐椅，清洁餐具，整理用餐环境。

三、注意事项

1. 注意辅食的温度，避免过凉、过烫。

2. 辅食要少量、多次添加，避免浪费；喂食速度不要过快，防止呛食、噎食。

3. 喂食时可以互动交流，但不宜说笑打闹，防止食物呛入气管；避免边吃边玩，或不定时间、不定地点、不定量进食。

4. 如果幼儿可以自己进食，应鼓励幼儿自己吃，锻炼其手、眼、口配合及协调能力。

5. 婴幼儿吃饱后，不要强迫婴幼儿吃完剩余的一点饭，否则可能从生理和心理两方面对婴幼儿造成不良影响。

学习单元7 婴幼儿呛奶、呛水应急处置

婴幼儿的胃呈水平位，贲门比较松弛，幽门肌肉力量较强，导致进入胃内的

奶、水容易返回食道，而进入肠道相对困难。如果婴幼儿进食过急，很容易出现呛奶、呛水现象，稍有不慎就会呛入气管、支气管或肺部，严重者会造成吸入性肺炎，甚至危及生命。

一、婴幼儿呛奶、呛水应急处置方法

1. 轻度呛奶、呛水应急处置

婴幼儿发生呛咳，要根据严重程度进行应急处置。如果呛奶、呛水量比较少，可以让婴幼儿保持侧卧位、脸侧向一侧，并使用空心掌拍打婴幼儿后背，如图4-13所示；同时可以用棉棒清理婴幼儿口腔和鼻内异物（奶液或呕吐物），呛咳症状将得以缓解。如果家里有洗耳球（见图4-14），可以用洗耳球轻轻把奶液、水吸除，避免进一步呛入。

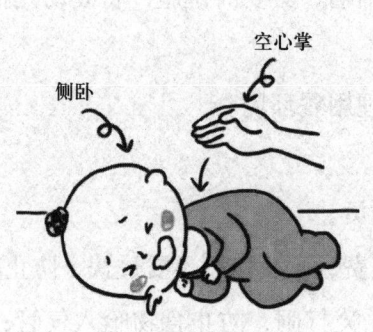
图4-13 侧卧拍背

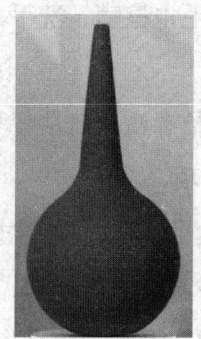
图4-14 洗耳球

2. 中度呛奶、呛水应急处置

如果婴幼儿出现比较严重的呛奶、呛水情况，可以采取体位引流方式处置。

（1）俯卧位引流法。婴幼儿俯卧于腿上，一只手臂托住婴幼儿，并分开手指、锁住婴幼儿双肩胛骨、托住下颚，使其上半身前倾45°~60°（头低脚高）；另一只手的手掌置于婴幼儿后背，用掌根自下而上发力，拍打婴幼儿背部（力度不能过大、不能造成婴幼儿二次伤害），促使气管内的奶、水被引流出来，如图4-15所示。

（2）胸部冲击法。让婴幼儿处于仰卧位，被抱于手臂弯中，一只手分开手指、锁住婴幼儿双肩胛骨、托住头（或仰卧在床上、地上，头部侧向一侧，取头低脚高位）；另一只手的食指、中指并拢，指尖平行按压婴幼儿两乳头的连线中点，向内、向上用力冲击，如此循环冲击3~5次，直至呛入的奶、水或异物被排出，如

图 4-16 所示。

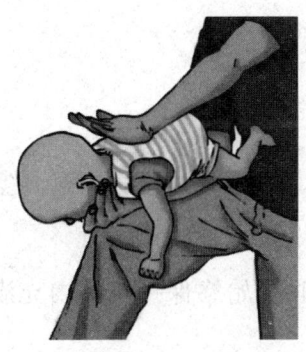
图 4-15 俯卧位引流法

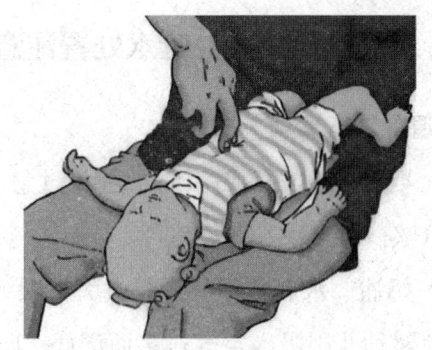
图 4-16 胸部冲击法

3. 重度呛奶、呛水应急处置

如婴幼儿出现窒息、口周发绀等症状，即为重度呛奶、呛水，可以采取海姆立克腹式冲击法：双臂从婴幼儿后背、两侧腋下前伸、环抱婴幼儿，手臂置于婴幼儿肚脐上方、胸骨下方的上腹部位置，让婴幼儿身体前倾45°～60°，然后自下而上（手臂不移动）突然加力挤压腹部（见图4-17），迫使婴幼儿上腹部急速下陷，腹腔内容物快速上移，膈肌快速上升而挤压肺及支气管，这样每次冲击可以为气管提供一定的气量，从而将奶水或异物从气管内冲出。每次施压完毕，要立即放松手臂，使婴幼儿腹腔平复原样，然后再重复操作3～5次，直到呛入的奶水或异物被排出。同时需立即拨打120急救电话请求救援。

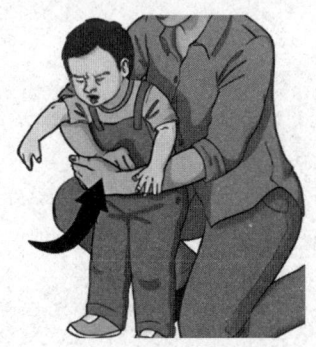
图 4-17 腹式冲击姿势

对于因呛奶已经意识不清的婴幼儿，可以让婴幼儿仰卧位躺平，头侧向一侧，然后骑跨在婴幼儿大腿上（但不能坐在婴幼儿腿上），或蹲在婴幼儿身侧；手掌置于婴幼儿肚脐上方、胸骨下方的上腹部位置，用掌根（单掌即可）向前下方（婴幼儿头部方向）突然施压，反复操作3～5次，直到呛入的奶水或异物被排出。其间，如果婴幼儿发生心脏停搏，应同时持续开展心肺复苏，直至医务人员到来。

二、喂食与呛奶、呛水处置注意事项

1. 喂食注意事项

（1）婴幼儿吃奶、喝水时，避免过急、过多、说笑，防止吞入过多空气引起漾奶、呛咳。

（2）奶瓶、水瓶孔不要开得过大，喂奶和水时要始终保持奶嘴内充满奶液和水，避免婴幼儿因吸入空气过多而漾奶、呛咳。

（3）每次喂奶、喂水后要将婴幼儿竖立抱起、趴在胸前拍嗝，促使婴幼儿打嗝吐出吞入的气体。

2. 呛奶、呛水处置注意事项

（1）要保证救护措施正确，尤其应注意发力适度、均匀，防止造成二次伤害。

（2）非紧急情况，原则上应首先采用侧卧休息、竖立拍嗝等方法缓解呛奶、呛水状况。

（3）对于轻度呛奶、呛水，使用软吸管、吸奶器或口对口将婴幼儿口腔、咽部溢出的奶液、呕吐物吸出，也是及时缓解呛奶、呛水的有效方法。

培训课程 2

生活照护

学习单元1　婴幼儿安全照护

照护婴幼儿日常生活起居首先要保证婴幼儿的安全，避免意外伤害。

一、婴幼儿常见安全事故预防

1. 高坠

避免不可控的高处玩耍，门窗加装保护栏；避免婴幼儿独处，保持婴幼儿始终处于护理人员视线范围内。

2. 烧烫伤

厨房、卫生间加装安全门，防止婴幼儿闯入；电插座加装安全保护装置；洗澡时要先放凉水再放热水；开水置于婴幼儿无法触及的地方。

3. 窒息

窗帘绳、腰带、绑扎绳等须置于婴幼儿无法触及的地方；绳索、项链、小型食品、玩具及可入口物品应置于婴幼儿摸不到、看不到的地方；婴幼儿被子要轻柔，避免压迫婴幼儿。

4. 溺水

婴幼儿洗澡、游泳时，要陪在其身边保障安全；室外或游泳场馆玩耍时，要保证有专业救生员及完善的救生设备；禁止带婴幼儿去野外游泳。

二、婴幼儿居家安全常识

1. 起居室安全

电插座加盖，插线板、台灯、电线固定或置于婴幼儿无法触及的地方。桌椅板凳的尖角包上安全角，易碎物品、小饰物、花草植物置于婴幼儿无法触及的地方。柜门上锁，玻璃柜门最好拆除。楼梯安装护栏，通行地面无障碍物。

2. 卧室安全

移除活动家具，包裹家具锐角，床垫软硬适度，房间地面铺设地垫，移除不必要的桌子和凳子。婴儿床要牢固、带围栏，围栏间隙要小于12毫米，被褥要轻柔、不宜厚重；衣柜上锁，电源、插座、灯具等置于婴幼儿无法触及的安全位置。

3. 餐厅安全

易碎的碗、盘子、杯子、茶具等置于婴幼儿无法触及的地方，电源、插座、灯具等应加装安防护件。保证餐桌稳固且不铺垂帘桌布，包裹锐角。婴幼儿用餐坐专用餐桌椅，不要把婴幼儿单独放在高椅上。冰箱门要保持锁闭状态。

4. 厨房安全

教育婴幼儿不去厨房，厨房门、橱柜门、抽屉最好上锁，烤箱、电磁炉、微波炉用后切断电源。炊具手柄向内，刀具、烹饪用具及相关尖锐器具、易碎器具、洗涤剂、去污剂、锅碗瓢盆、抹布、塑料包装等存放于婴幼儿无法触及处，厨房中的杂物、垃圾要随时清理掉。烹制菜肴时不要当着婴幼儿的面使用刀、剪等锐器，以防婴幼儿模仿。厨房中切忌存放各种有毒物品或药品。

5. 卫浴室安全

剃刀、化妆品、剪刀、消毒用品、洗护用品等需收储好。不要让婴幼儿触碰、操作洗衣机、热水器、吹风机等设备。卫生间、浴室地面要做好防滑，必要时铺设防滑垫。马桶要随时盖上盖子，浴盆水龙头加装锁定装置。给婴幼儿洗澡时应先放好水，浴盆用后水必须彻底放干，不要把婴幼儿单独留在卫生间戏水。

6. 玩具安全

很多玩具都是由一个一个小部件构成，比如扣子、拉链、绳索、小木块、小圆球、螺丝钉等，这些小部件极易使婴幼儿受到伤害。一般情况下，不要在没有监护的情况下让婴幼儿独自玩玩具，零件易脱落的玩具、易藏污纳垢的毛绒玩具、噪声污染型发声玩具、绳索孔洞型玩具等，尽量不要提供给婴幼儿。

7. 宠物安全

家有婴幼儿最好不养宠物，已养的宠物最好送给他人寄养。如必须饲养宠物，则要时刻将婴幼儿与宠物隔离开，禁止婴幼儿和宠物单独相处，尤其不能让婴幼儿与猫、狗单独同处一室。

8. 庭院安全

庭院空间较大，不安全因素较多，要注意用电风险、水景风险等问题，庭院边界落差、台阶、小桥、水池、平台等处应重点防护。此外，除草剂、杀虫剂、合成肥料、庭院整修工具等必须放置于婴幼儿无法触及的地方。

三、公共场所安全常识

公共场所包括但不限于商场、游乐场、公园、餐厅、酒店等，该类场所共同特点是人流较为密集，对于婴幼儿来说比较复杂，安全事故频发。在公共场所，母婴护理员尤其需要提高警惕，全方位、无死角为婴幼儿提供安全保障服务。

1. 熟记关键信息

教会婴幼儿熟记父母的姓名、电话号码、家庭住址等，以便突发意外时能够及时取得联系。

2. 外出提前报备

带婴幼儿外出前应征得家长的同意，并将目的地、行程和预计返回时间明确告知，不得私自带婴幼儿外出。外出时，必须保证通信工具畅通，以便家长联系。

3. 外出安全演练

带婴幼儿进入公共场所前，最好能先行演练出行规则，嘱咐婴幼儿不接受陌生人的玩具、食品，与陌生人交谈要提高警惕，任何情况下都不能跟陌生人离开。

4. 牵牢婴幼儿手腕

进入公共场所时一定不能让婴幼儿脱离掌控，绝对不允许婴幼儿自由活动，要随时牵牢婴幼儿的手腕。乘坐电梯、升降机，经过旋转门或上下车的时候，务必牵牢或抱起婴幼儿。

5. 远离建筑工地

建筑工地除了吊车、铲车、水泥罐车、卡车外，还会有钢筋、水泥板、砖头、瓦块、铁钉等风险物，随时可能会对婴幼儿造成巨大伤害，要尽量远离。

6. 远离热闹场所

对于人多、热闹的公共场所，若必须携婴幼儿进入，要时刻保持警惕，防止婴幼儿走散、受伤。

学习单元2　婴幼儿穿脱衣物照护

婴幼儿皮肤娇嫩，机体抵抗力差，同时活动较多，易出汗，皮脂腺分泌多。如果衣物不能适应婴幼儿的成长需要和健康穿着需要，或衣物存在有害物质，则会对婴幼儿健康造成危害。

春季衣物厚度应适中，为避免皮肤干燥过敏，贴身衣物宜选择透气排汗的纯棉材质。夏季衣物要轻薄、吸汗，但不能太过清凉。秋季坚持"三暖一凉"原则，即手暖、肚暖、脚暖、头凉，出门需多加一件厚度适中的外套。冬季温度低，穿衣需要适度适量，宜选择棉质贴身内衣搭配棉服或羽绒服等。

一、0~3个月婴儿着装要求

秋衣秋裤（连体最佳）+毛衣/卫衣+棉袄/外套+帽子+包被，依据季节搭配。

这个时期的婴儿脖子、四肢都很柔软，最适合穿斜襟和尚服，选择柔软、吸湿性良好的纯棉材质，颜色以浅色为主。连体衣穿脱比较方便，适于日常穿着；也可以穿上衣和裤子分开的衣服，但要注意上衣容易上卷，婴儿的肚子会露出而着凉。衣服以开襟系带为主，若穿套头的衣服领子要开得大些。

二、4~6个月婴儿着装要求

秋衣秋裤（包屁股、开襟最佳）+毛衣/卫衣+棉袄/外套+帽子+包被，依据季节搭配。

这个阶段，婴儿的脖子已经开始有一定的支撑力，活泼爱动，开始学习翻身，穿着包屁股、开襟的衣服最佳。内衣不宜有大纽扣、拉链、扣环、别针等部件，以防损伤婴儿皮肤或被婴儿吞到胃中。可用布带代替纽扣，但要注意内衣布带不要长到会缠绕婴儿的脖子，防止勒伤婴儿。

三、7~9个月婴儿着装要求

秋衣秋裤（开肩设计最佳）+毛衣/卫衣+棉袄/外套+帽子+包被，依据季节搭配。

这个阶段的婴儿开始练习爬行，衣服易脏易破，选择有助于婴儿四肢活动的衣物即可。裤子膝盖部位可适当加厚，以保护婴儿膝盖娇嫩的皮肤不受损伤。外衣面料要选择结实、易洗涤、吸湿性与透气性好的材质。

四、10～12 个月婴儿着装要求

秋衣秋裤（开肩套领最佳）+毛衣/卫衣+棉袄/棉裤+帽子+鞋子，依据季节搭配。

此阶段婴儿已经逐渐学会站立、行走，婴儿的活动范围也日渐扩大，衣物要合身，且不能穿太多层，以免妨碍婴儿活动。

五、13～36 个月幼儿着装要求

幼儿的穿着与环境温度相匹配很重要。冬天给幼儿穿上足够保暖的衣物，包括帽子、手套和袜子等。夏天衣物选择透气轻薄的材质，避免过热。幼儿衣物宜选择柔软舒适的天然面料，避免选择刺激性的合成纤维面料。

要确保衣物没有松紧带、纽扣、拉链、长绳等部件；衣物的大小合适，不要过于紧身或过大，以免影响幼儿活动；幼儿的衣服需要经常换洗，以保持清洁和卫生。当幼儿从室内转到室外或者从室外转到室内时，要注意室内外温差的变化，适时增减衣物，保持幼儿的舒适感。

婴幼儿着装指南如图 4-18 所示。

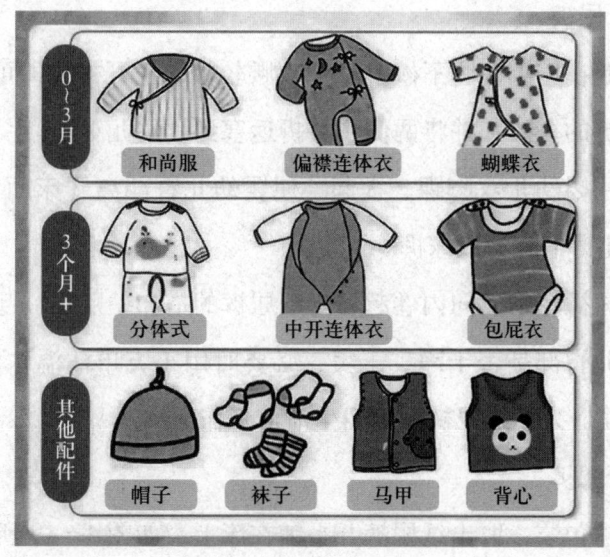

图 4-18 婴幼儿着装指南

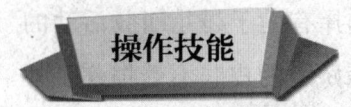

操作技能

【操作任务1】

照护婴幼儿穿脱衣物

准备好需要更换的衣物，按穿脱的先后顺序摆放好，关好门窗，调节好室内温度，避免对流风。婴幼儿衣物穿脱方法与新生儿衣物穿脱方法基本一致，请参阅"职业模块3""培养课程2""学习单元4　新生儿穿脱衣物照护"。

【操作任务2】

照护婴幼儿换纸尿裤

一、操作准备

1. 物品准备：纸尿裤、污物桶、护臀霜或凡士林油、氧化锌软膏、小方巾、温水、盥洗盆、婴儿香皂。

2. 母婴护理员准备：洗干净双手，保持手部温暖。

二、操作步骤

步骤1：脱纸尿裤

1. 婴幼儿平躺在床上，脱下裤子（如裤腰较松，撑开裤腰即可）。

2. 撕开纸尿裤的搭扣，并将两侧飞翼折返塞到婴幼儿臀下。

3. 一只手抓住婴幼儿双脚踝、提起，使婴幼儿臀部离开床面5厘米左右，另一只手取出婴幼儿臀下脏的纸尿裤。

4. 换下的纸尿裤污物面向内卷起，将纸尿裤的搭扣粘贴在一起放入污物桶。

5. 检查婴幼儿臀部是否干净、干爽，必要时用小方巾沾温水清洁臀部，涂抹护臀霜或凡士林油，为穿纸尿裤做好卫生清洁工作。

步骤2：穿纸尿裤

1. 打开纸尿裤包装，取出纸尿裤并平铺在床上，如图4-19所示。

2. 抱起婴幼儿，将婴幼儿臀部放在纸尿裤中间，如图4-20所示。

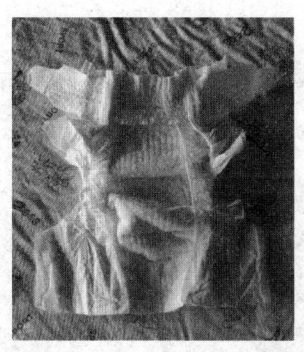 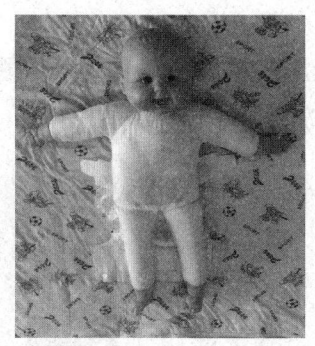

图4-19 平铺纸尿裤　　图4-20 婴幼儿臀部放在纸尿裤中间

3. 调整纸尿裤位置，使纸尿裤的上沿刚好对应婴幼儿的腰部，纸尿裤的左右侧耳位于婴幼儿腰部两侧，婴幼儿双腿刚好位于纸尿裤的裤管中间，如图4-21所示。

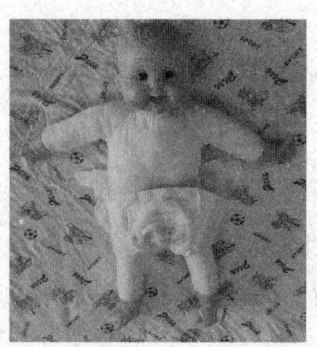

图4-21 双腿位于裤管中间

4. 轻轻拉伸纸尿裤的弹性腰围，使其贴合婴幼儿的腰部，撕开纸尿裤的搭扣，将其黏合在一起，如图4-22所示。

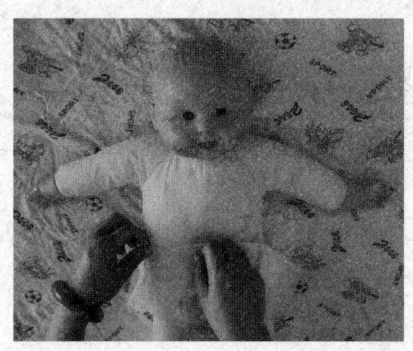 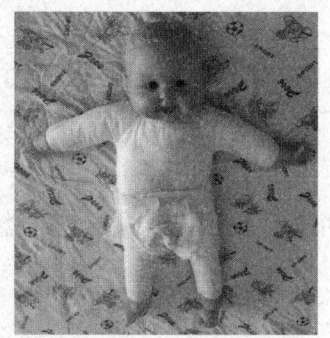

图4-22 黏合纸尿裤搭扣

5. 调整纸尿裤的前后、左右位置，确保纸尿裤的裆部刚好位于婴幼儿的大腿根部。

6. 检查纸尿裤松紧，确保婴幼儿腰部、大腿两侧、裆部可以放进一个手指，则不会太紧，如图4-23所示。

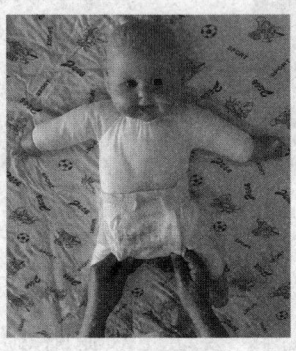

图4-23 检查纸尿裤松紧

三、注意事项

1. 更换纸尿裤时，如发现婴幼儿排便，需用温水、婴儿香皂、小方巾将婴幼儿的下半身清洗干净，然后擦干，涂上凡士林油或氧化锌软膏，再换上新的纸尿裤。

2. 尽量不使用婴儿爽身粉，以免婴幼儿排泄导致爽身粉湿润，反而不利于保持干爽；同时也避免婴幼儿吸入粉末损害健康。

3. 纸尿裤应勤换，最好使用吸收量大、吸收效果好的产品，这样婴幼儿的皮肤才会干爽、健康。

4. 开封后的纸尿裤放在干燥、通风处，用一片拿一片，防止二次污染。

学习单元3 婴幼儿盥洗照护

婴幼儿日常盥洗主要包括晨起盥洗和晚间盥洗，盥洗内容主要包括刷牙、洗脸、洗手、洗头、洗脚和洗屁股等。

一、刷牙

刷牙可以去除牙菌斑、软垢和食物残渣，是保持口腔清洁、预防牙周疾病的重要手段。不同年龄的婴幼儿刷牙方法也有所不同。

从婴儿长第一颗牙开始，就要给婴儿刷牙了。此阶段刷牙并不使用牙刷，而是用消毒纱布包裹食指，沾温开水帮婴儿清洗口腔，洗去牙齿及牙床上的附着物，也可以购买专门的硅胶指套帮助婴儿刷牙。从1岁开始，就要为幼儿选择与年龄段相适应的牙刷，教会幼儿使用牙刷自己刷牙，每日至少早、晚各刷牙一次，并养成食后漱口的习惯。

1. 牙刷头要求

幼儿使用的牙刷头应该短而窄，刷头长度约1.8厘米、宽度约0.8厘米比较合适，可以在狭小的口腔内灵活转动，有利于清洁每颗牙齿的各个面。

2. 刷毛要求

牙刷应选择细软而富有弹性的刷毛，毛束成柱状，不超过4列，刷毛的尖端部位应选择圆钝形。这样的刷毛可以更好地适应幼儿牙齿的形状，防止刷牙时刺激或擦伤牙龈。

3. 牙刷柄要求

牙刷柄要有足够的长度，一般不短于12厘米，便于幼儿牢牢握持，不致滑脱。

4. 牙膏要求

牙膏要选择适合幼儿使用的专用牙膏，氟化物含量为0.05%~0.11%，在保证清洁效果的同时，需能预防龋齿，兼顾安全性与防蛀能力。牙膏用量不是越多越好，一般情况下，每次刷牙用黄豆粒大小牙膏即可。

5. 刷牙时间要求

刷牙时间不宜太长，一般1岁幼儿刷1分钟左右即可，2~3幼儿刷2分钟左右即可。

对于较大的幼儿，如果自己能够刷牙，指导其采取正确的方法刷牙即可，刷牙力度要恰当，不能过于用力，以免牙龈受损；刷牙时牙刷进入口腔不能过深，以免触及会厌部导致恶心或呕吐。正确的刷牙方法：竖刷法，先里后外，上下、左右都要刷到。

二、洗脸

能够自己洗脸的幼儿，为其准备好洗脸毛巾、洗脸水，让其自己清洗即可。对于较小的婴幼儿，要帮助婴幼儿洗脸。洗脸的基本顺序：毛巾清洗干净，拧至不再向下滴水，先擦洗婴幼儿的眼部，毛巾清洗干净后，依次擦洗嘴巴、耳朵、耳廓、耳道周围、脖子等部位；清洗干净后根据季节为婴幼儿使用护肤品，夏季可在颈部适当拍些爽身粉（注意遮挡面部），其他季节酌情给婴幼儿脸部、颈部抹些婴儿护肤霜。

婴幼儿洗脸不必使用香皂类物品，以免刺激皮肤。婴幼儿的洗脸盆与毛巾要单独使用，不可与成人混用，毛巾用后最好放在太阳下晒干，并要定期消毒。

三、洗手

给幼儿洗手时要先用清水将幼儿的双手全部浸湿，然后取适量肥皂或洗手液涂抹于幼儿双手上，充分揉搓30秒左右，至泡沫能够覆盖整个手掌、手指和指间，尤其是手指间的缝隙处和指甲缝，再用流动清水洗净即可。

给婴儿洗手时，应将毛巾放在38℃左右的温水里清洗干净，然后将毛巾拧至不再向下滴水时再为婴儿擦洗。如婴儿手较脏，可先将肥皂或洗手液涂在手心，然后为婴儿搓洗双手，尤其要将手指间的缝隙处和指甲缝等部位清洗干净，再用湿毛巾和清水将婴儿手上的泡沫清洗干净，最后用干毛巾将婴儿双手擦干即可。

四、洗头

给婴幼儿洗头前首先要准备好婴儿洗发液、盥洗盆、毛巾、棉球、38~40℃的温水、小凳子等。在盥洗盆中放入适量的温水，抱起婴幼儿坐在盥洗盆旁的凳子上；将婴幼儿托起置于一侧前臂上，用肘部将婴幼儿臀部夹于腰部，保持婴幼儿头向前、脸向上；托住婴幼儿的头及肩，用拇指和中指将婴幼儿的双耳向前盖住耳道或用棉球轻轻封住耳道；然后用毛巾沾温水淋湿婴幼儿的头发，涂上婴儿洗发液轻轻搓洗干净，用温水冲洗干净头发上的泡沫，擦干即可。

五、洗脚

给婴幼儿洗脚前应先准备洗脚盆、温水、肥皂、毛巾、小凳子等。洗脚盆内放入温水，水面达到婴幼儿脚踝部位。婴儿可以抱着让其站在盆里，幼儿可以让其坐在凳子上。脱去鞋、袜，将婴幼儿双脚放在水里浸泡2~3分钟，涂抹肥皂后依顺序洗净脚心、脚背、脚趾缝，最后用毛巾擦干即可。

六、洗屁股

给婴幼儿洗屁股前应先准备好盥洗盆、40 ℃左右的温水、小方巾、毛巾、婴儿沐浴液、护臀霜、小凳子或椅子等。盥洗盆内倒入温水，小方巾放到水里；将婴幼儿裤子脱到膝盖处，母婴护理员坐到凳子或椅子上，抱起婴幼儿使其躺在怀里，一只手臂托住婴幼儿的大腿并用手抓住、向上抬起，使臀部在前臂下露出，置于水盆上；另一只手持小方巾沾温水先擦洗婴幼儿两侧大腿内侧，然后擦洗外阴部，最后清洗肛门周围；必要时可在上述部位涂婴儿沐浴液轻轻擦洗；用温水将婴幼儿臀部冲洗干净，然后用毛巾将水分擦干，根据需要可给婴幼儿臀部涂些护臀霜，为婴幼儿穿好尿布、纸尿裤或裤子即可。

（1）给女婴清洗时要先清洗外阴部，再从前往后洗肛门部位。

（2）清洗男婴阴茎时，可轻轻将包皮往下捋，露出龟头，将污垢洗去，然后清洗肛门部位。

（3）婴幼儿的盥洗盆与毛巾要专用，不可与成人混用，毛巾用后清洗干净，最好放在太阳下晒干，并定期消毒。

学习单元4　婴幼儿洗澡照护

对婴幼儿而言，洗澡是一种很好的放松方式，有助于改善睡眠，促进血液循环，水的压力还能锻炼身体，促进婴幼儿生长发育。

给婴幼儿洗澡宜选在两餐之间，方便婴幼儿采取各种体位，且不会导致婴幼儿不适。如果婴幼儿吃完奶就洗澡，容易导致溢奶、呛咳；如果在该吃奶前洗澡，婴幼儿处于饥饿状态，会变得情绪不良、烦躁。

洗澡前准备好婴幼儿洗澡所有的用品，关闭门窗，保持合适的室温和洗澡水温，避免婴幼儿受凉或烫伤。

洗澡时，先洗脸部，再洗头部，然后是全身，最后是生殖器。洗完澡后需立即将婴幼儿的头发、身上擦干，夏季可涂上爽身粉，及时穿好衣服，防止婴幼儿受凉。

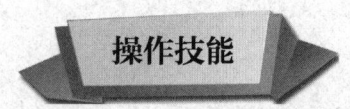

照护婴幼儿洗澡

一、操作准备

1. 环境准备：关闭门窗，调节好室内温度，使浴室温度保持在 25 ℃ 左右。
2. 洗澡水准备：盆浴先放凉水、再放热水，温度保持在 38～40 ℃。
3. 物品准备：干净衣物、纸尿裤、浴巾、小方巾、婴儿香皂（沐浴液）、婴儿洗发液、洗澡盆、防滑垫、玩具、淋浴帽、护臀霜等。

二、操作步骤

步骤 1：洗澡盆内先放入适量凉水，然后再放入热水，使洗澡水保持在 38～40 ℃。夏天室温、水温可略低些。

步骤 2：如果婴幼儿能够自己坐着洗澡，可在洗澡时给他一些能在水中玩的玩具，如干净的小鸭子、海绵、小水杯、小鱼等，既增加婴幼儿的洗澡兴趣，又能帮助他们进一步认识各种物体的特性。

步骤 3：脱去婴幼儿身上的鞋、袜、衣物，观察婴幼儿全身皮肤、四肢活动情况，如有问题及早发现。

步骤 4：6 个月以上的婴幼儿可坐在洗澡盆里洗澡，澡盆底部要放置防滑垫；如果洗澡盆较大，要将手从婴幼儿的腋下穿过，将婴幼儿轻轻环抱在怀里，以防婴幼儿滑倒。

步骤 5：用小方巾沾温水先给婴幼儿洗脸，然后将婴幼儿的头发充分淋湿，在头发上适当涂些婴儿洗发液轻轻搓洗，再用温清水冲洗干净，擦干头发。

步骤 6：将婴幼儿放在干净的温水中，脸朝上，颈枕在母婴护理员前臂，一只手抓扣住婴幼儿肩关节，使婴幼儿在盆中呈半躺姿势；另一只手持小方巾，沾温水擦洗颈部、腋窝、胸腹部、上肢、下肢。

步骤 7：将婴幼儿翻过来，背朝上，使其趴在前臂上，洗后背和臀部。必要时可在婴幼儿身上适当涂些婴儿香皂或沐浴液清洗，再用温水将婴幼儿身上的肥皂沫或沐浴液冲洗干净。

步骤8：将婴幼儿从水中抱出放在干净的浴巾上，从头到脚迅速擦干；如果是冬天可以给婴幼儿身上适当涂抹一些润肤露，如果是夏季可以在婴幼儿身上，尤其是皮肤皱褶处拍些爽身粉；婴幼儿肛门周围可适当抹些护臀霜。穿纸尿裤的婴幼儿应先将纸尿裤穿好，随后迅速穿好上衣、裤子。

三、注意事项

1. 给婴幼儿放洗澡水时必须先放凉水，然后再往凉水里加热水，边加热水边测试水温，必要时可以用水温计测试，以防烫伤。

2. 室温低需要用浴霸加热时，注意给婴幼儿洗澡前先加温，洗澡时关掉，不可以让婴幼儿躺在水中面朝天花板时，被开着的浴霸直射眼睛。

3. 洗澡时动作一定要轻柔、迅速，注意观察婴幼儿全身有无异常，若发现异常立即停止，必要时送医院就医。整个洗澡过程必须控制在20分钟之内。

4. 洗澡时注意婴幼儿的手指缝、脚趾缝、耳朵、脖子、腋窝、大腿内侧等部位一定要清洗干净。在为女婴清洗外阴部时，应注意将阴唇稍微分开充分清洗，男婴应将包皮、龟头清洗干净。

5. 婴幼儿洗澡过程中，母婴护理员一定要将其保护好，一刻也不能离开，绝对保证婴幼儿的安全。

6. 洗澡时需防止水和肥皂液（沐浴液）进入婴幼儿的耳、鼻、眼等处，如婴幼儿鼻或眼内浸入了肥皂液（沐浴液），可以用清水小心冲洗干净；若耳道进水，可用干净的棉棒轻轻旋转擦出进入耳道的水。

7. 对于能站立淋浴的幼儿，可穿上防滑拖鞋，站立或坐在小椅子上，先洗脸、洗头，再洗全身。不管采用哪种姿势，母婴护理员始终要抓住幼儿的一只胳膊，防止其滑倒。

学习单元5　婴幼儿二便照护

婴幼儿排泄代谢产生的废物主要通过大小便。婴儿排泄大小便是一种非条件反射，如同吃奶一样不需要任何训练。但婴幼儿良好的排尿、排便习惯是要经过训练，建立条件反射逐渐培养成的。

一、婴幼儿二便基本特点

1. 婴幼儿大便特点

（1）排便意识。婴儿对大便完全没有自主意识和控制能力，"吃完就拉"是婴儿大便的一个典型特点。随着神经系统的不断发育成熟，2岁左右的幼儿才会逐渐形成自主排便意识和控制能力。

基于以上特点，在婴儿喝完奶或吃过饭后，稍事休息，能够自行坐立的婴儿即可引导其自己使用坐便器排便；较小的、不能自主坐立的婴儿，可以抱着把便。幼儿则结合日常观察到的排便规律特点，适时引导其按时、自行排便。

（2）大便基本特点。正常情况下，母乳喂养的婴儿，大便呈黄色或金黄色，膏状或松软形态；1岁以后的幼儿，大便呈黄色，便条成型，略带不太难闻的酸性气味，每日大便2~4次。

人工喂养的婴幼儿大便比较干燥，常有少量奶瓣，呈淡黄色或棕黄色，有腐臭味，每日大便1~2次。混合喂养的婴幼儿大便呈暗褐色，臭味较重，形状与次数多介于母乳喂养与人工喂养的婴幼儿之间，每天1~2次。

2. 婴幼儿小便特点

（1）排尿意识。婴幼儿对小便的自我控制意识晚于对大便的自我控制意识，一般是先能控制大便，以后逐渐能控制白天的小便，最后才能控制夜间的小便。2岁以后的幼儿能通过语言、面部表情等动作表达排尿意图。

（2）小便基本特点。婴幼儿每日排尿次数与吃奶、喝水量密切相关，每次尿量较少，但次数比较多。婴儿每日排尿10次左右（新生儿每日排尿次数可高达20次），随着月龄的增长，每日排尿次数会逐渐减少。6个月以后的婴儿，正常情况下每日排尿次数在六七次，每日排尿量在400~500毫升。幼儿每日排尿量在500~600毫升。

正常情况下新鲜的婴幼儿尿液是透明的，呈浅黄色或无色，无明显的尿骚味，无沉淀混浊现象。

二、婴幼儿二便照护方法

婴幼儿对大小便没有自主意识和控制能力，且婴幼儿的皮肤较为娇嫩，如果护理不及时或护理不当,极易导致婴幼儿产生湿疹、红臀等问题。

1. 勤洗、勤换尿布

婴幼儿便后要及时清洗臀部,更换尿湿或有大便污渍的尿布;若使用纸尿裤,即使没有粪便类污物,也应每3~4个小时更换一次。2岁以后的幼儿大便后擦拭干净,必要时清洗臀部即可,要逐渐不再使用尿布或纸尿裤。

2. 培养规律大小便习惯

幼儿1岁开始,可以在每天固定时间段引导其大小便,长时间坚持即可促进幼儿养成良好的大小便习惯,规律排便。这个阶段不要因为幼儿无法自主控制排便而对其训斥或嘲笑。

3. 选择优质尿布和纸尿裤

家长需选择透气性好、吸水性强的纸尿裤、尿布,并定期更换,还需每天给婴幼儿清洗臀部,但不能使用刺激性强的清洗剂。

4. 掌握排尿促进措施

一般情况下,婴幼儿睡醒后、进食后会有排尿需求。婴幼儿睡醒而尿布未湿时,喂奶、喂水10分钟后,或上次排尿1.5个小时后,可以引导婴幼儿排尿。

5. 适时引导使用便盆

婴幼儿从满6个月开始,在喂完奶或水后,休息5~10分钟,就可教其使用便盆排便,这样天天坚持、反复进行,可逐步使婴幼儿养成定时排便的习惯。

6. 便后及时清洁

婴幼儿的皮肤非常娇嫩,排便后需要及时清洁,并保持臀部、阴部干爽。如发现婴幼儿外阴部、臀部有湿疹,可以适当涂抹护臀霜。

三、注意事项

(1)婴幼儿大小便时不要催促,更不能训斥、打骂。

(2)清洗臀部时,不要使用凉水,要使用38~40 ℃的温水;冷热水勾兑温水时,要先放凉水再放热水;清洗动作要轻柔,避免损伤;小婴儿要抱紧,防止脱手摔伤。

(3)使用便盆时,要保证便盆卫生,便后要及时倾倒污物,清洗消毒。

学习单元6　婴幼儿睡眠照护

高质量的睡眠对于婴幼儿来说特别重要，睡眠充足可以保证婴幼儿正常生长发育，增强抵抗力。婴幼儿年龄越小睡眠的时间就越长，这是因为婴幼儿神经系统的发育还不健全，大脑容易疲劳，多睡眠正是生长发育的基本需要。

一、婴幼儿睡眠

1. 睡眠时间

正常情况下，新生儿每天有20个小时都在睡觉，2个月的婴儿每天要睡足18个小时，4个月的婴儿每天要睡足16个小时，9个月的婴儿每天要睡足15个小时，一周岁以后每天要睡12个小时左右。

2. 睡眠状态

婴幼儿睡眠可分为三种意识状态，即深度睡眠、浅度睡眠及瞌睡状态。

（1）深度睡眠状态，也称为安静睡眠状态。安静睡眠状态的婴幼儿呼吸均匀，眼睛闭合自然、轻松，面部表情放松、愉悦，偶有嘴角轻微抽动。

（2）浅度睡眠状态，又叫活动睡眠状态，婴幼儿在睡眠过程中仍有轻度活动。例如，眼睛虽然闭着，但是有时会睁开，眼球可能还会快速转动；有时会出现微笑、皱眉等现象；呼吸不是很均匀，手脚会活动。这是即将入睡或睡醒前的状态，说明婴幼儿就快睡着或就快醒来了。

（3）瞌睡状态。瞌睡状态常出现在即将入睡前或睡醒后，这时婴幼儿处于半睡半醒状态，眼睛也是半开半合，眼神无神，动作缓慢；会出现微笑、噘嘴或哭闹等现象，有时还会伴有惊跳现象。此时，婴幼儿不能受到惊吓，不要去打扰他，让他在安静的环境下慢慢睡着或者醒来。

3. 睡眠特点

（1）睡眠时间长。新生儿除了吃、喝、排泄就是在睡觉，夜里会醒来几次；随着月龄增长，夜里醒来的次数会逐渐减少。6个月的婴儿就会逐渐进入成人睡眠模式，睡眠时间相对减少，多在晚上睡觉，白天只要小睡2~3次即可。2~3岁的幼儿，白天小睡1~2次即可。

（2）夜间需要喂奶。新生儿夜间需要每3个小时左右喂一次奶（自然醒来时喂奶即可），婴儿夜间也需要喂奶2~3次，幼儿夜间喂奶一次即可，也可能无须喂奶。

（3）生物钟不规律。婴儿大脑尚处于发育阶段，没有区分白天和黑夜的能力，所以睡觉常会黑白颠倒；一般6个月以后的婴幼儿生物钟会逐渐规律，白天睡眠时间逐渐缩短，且睡眠次数逐渐减少。

（4）枕头的需求。2个月内的婴儿脊柱是直的，不需要提供枕头；3个月后的婴儿可以使用低矮的小枕头。

（5）睡眠时小动作不断。婴幼儿在睡觉时会频繁出现各种小动作，如睁眼、皱眉、眼球来回转动、手脚抽动、翻身等，这些都是非主观意识的活动，也并非快醒了，不要去打扰婴幼儿，让其继续睡即可。

（6）身体抽动。婴幼儿睡觉时经常会出现"一惊一乍"的情况，即身体不由自主地抽动。这是因为婴幼儿的大脑皮层尚处于发育、完善阶段，因而会出现四肢不由自主、无目的地抖动。当然，缺钙、低血糖等情况的婴幼儿也会出现肢体抽动，需结合健康体检综合判断。

4. 婴幼儿想睡觉时的表现

（1）眼神迷离，没有精神。一般在吃完奶后，婴幼儿就会有如此表现，可以理解为"吃饱喝足就想睡觉"。

（2）情绪烦躁，间歇性啼哭。许多婴幼儿在困了、要入睡前都会变得烦躁，间歇性啼哭。

（3）揉眼睛、抓耳挠腮、小动作不断。这些行为说明婴幼儿困极了，应尽快让婴幼儿安静入睡，否则，婴幼儿会情绪烦躁、哭闹不止。

二、促进婴幼儿高质量入睡

1. 辨认想睡觉的信号

当婴幼儿出现前述想睡觉的信号时，应为婴幼儿创建安静、舒适、空气清新、温度适宜的睡眠环境，将婴幼儿放在床上，以空心掌轻拍其后背，促使其安静入睡。如果婴幼儿已经困到烦躁、抓耳挠腮、哭闹，还在玩耍或处于不适宜入睡的环境，就会错过最佳的入睡时机，导致婴幼儿过度疲劳。

2. 建立睡前程序

发现婴幼儿困了,除了要为婴幼儿做好睡眠环境准备外,还要用 5 分钟左右的时间为婴幼儿建立一个常规的睡前程序。例如,检查尿布是否干爽、换尿布、换睡衣、阅读绘本、拉窗帘、排除噪声干扰等,从而逐渐培养婴幼儿良好的睡眠习惯。

3. 减少干预

婴幼儿有 50% 的睡眠处于活跃睡眠状态,表现为睡觉的时候哭闹、嬉笑、睁开眼睛、手脚乱动等。此时,不要去打扰婴幼儿,减少干预行为,让其自己睡着即可。

4. 5S 安抚法

利用 5S 安抚法可帮助婴幼儿平静入睡,具体如下:

(1) 包裹(swaddling)。婴幼儿在被放在床上时经常出现双手高举好像受惊吓的样子,其实这叫惊跳反射。避免惊跳反射和手脚乱挥的最好办法就是包裹。包裹可以安抚婴幼儿哭闹,大大降低安抚难度。

(2) 侧卧/趴卧(side/stomach)。婴幼儿哭闹的时候仰卧容易激发惊跳反射,侧卧/趴卧能唤起婴幼儿被子宫包裹的感觉,使其感到安全、舒适。

(3) 摇摆(swinging)。婴幼儿在出生前就适应了轻微摇晃。因此,婴幼儿哭闹时,轻微摇晃会让其感觉舒适、放松。摇摆的时候注意婴幼儿的头部和身体呈同一直线,摇摆幅度要小、用力要轻,避免摇晃综合征。

(4) 嘘声(shushing)。子宫从来都不是一个安静的场所,那里融合了羊水、血液、肠胃、子宫外的声音。有节奏的嘘声能模仿子宫内的声音,起到安抚作用,让婴幼儿快速安静下来。

(5) 吸吮(sucking)。胎儿时期开始,婴幼儿就已经学会了吸吮自己的手指。出生后,吸吮(乳房、手指、安抚奶嘴等)会让婴幼儿镇静下来,逐渐产生睡意。

三、睡眠照护注意事项

1. 仰卧位入睡

1 岁以内,特别是半岁以内的婴儿,仰卧睡姿是最安全的,可以减少婴儿猝死综合征的发生,同时方便观察其生命体征和睡眠质量。

2. 排除床单元不安全因素

婴幼儿使用的枕头、棉被要保证安全;婴幼儿睡着后要拿走其身边的玩具,不要让宠物猫、狗靠近熟睡的婴幼儿;定时观察婴幼儿睡眠状态,保证婴幼儿睡眠安全。

3. 同房不同床

1岁以内的婴儿应与母亲(母婴护理员)在同一个房间睡觉,但要分床。母亲与婴儿同一间房睡觉,可以及时回应婴儿的需求,建立起良好的母婴依恋关系;与婴儿分床睡,有利于降低婴儿猝死综合征的发生概率。

4. 夜间一般不用叫醒喂奶

除婴幼儿自行醒来外,夜间一般不必特意叫起来喂奶。早产儿等特殊情况的婴幼儿,需要咨询医生。

5. 合理使用安抚奶嘴

安抚奶嘴有助于降低婴幼儿猝死的风险,但要注意选择与年龄段相符的安抚奶嘴。一般需要等到婴幼儿可以熟练吃奶后(通常是在3~4周)再使用安抚奶嘴,避免其形成乳头错觉。

6. 趴着玩耍

婴幼儿醒着的时候多进行俯卧训练,有助于婴幼儿肩部肌肉和头颈部控制能力的发育,还可避免后脑勺睡得扁平。

7. 禁止睡软床

婴幼儿不要睡过于柔软的床。婴幼儿骨骼生长快,且脊柱、肌肉及韧带都比较软,如果床铺过于柔软,不利于婴幼儿健康生长。另外,婴幼儿缺乏自我保护能力和安全意识,床过于柔软可能会将婴幼儿包裹其中,导致其无法呼吸。

8. 禁止抱着睡觉

抱着婴幼儿睡觉,婴幼儿睡得不安稳,难以拥有高质量的睡眠,且身体也伸展不开,四肢活动受限,使得全身肌肉无法得到充分休息。此外,抱着婴幼儿睡觉,会导致婴幼儿呼吸不顺畅,影响新陈代谢,阻碍婴幼儿健康成长。

9. 夜睡不开灯

若开灯睡觉,明亮的光线势必影响婴幼儿的睡眠质量,从而阻碍婴幼儿健康成长。从光线明亮环境转入睡眠状态时,可以开盏小灯,但入睡后应熄灯;需要喂奶或换尿布时,可以开小灯,但光线不能照射婴幼儿的眼睛。

10. 溢乳时要侧卧

仰卧是婴幼儿的最佳睡姿,但如果婴幼儿出现溢奶情况,就要改为侧卧位,并使用空心掌轻拍婴幼儿的后背,从而避免呛奶。

11. 坚持规律作息

婴幼儿从3~5个月开始,就应坚持相对固定的时间就寝,一般不晚于21点,但也不提倡过早上床。睡前可安排3~4项睡前活动,如吃奶、盥洗、如厕、换尿布、讲故事等;活动内容每天基本保持一致,固定有序;活动时间控制在20分钟内,活动结束时,尽量确保婴幼儿处于比较安静的状态。

学习单元7　抱、领婴幼儿

婴儿正处于快速发育、完善阶段,身体较软,自主活动能力、生活自理能力均不具备,除睡眠时间外,更多时间需要被抱着。幼儿已经具备自主活动能力,但认知能力不足,从事各项活动、游戏需要提供必要的帮助和保护,尤其是外出活动、行走时需要被牵领方能保证相对安全。

一、抱婴幼儿

抱婴幼儿的过程分为抱起、抱住、放下。由于婴幼儿机体发育尚不完善,抱起时应特别小心,严防意外伤害发生,尤其应防止脱手摔伤婴幼儿。

1. 婴幼儿常用抱法(可参照托抱新生儿方法)

(1) 手托法。即用一只手托住婴幼儿的背、颈、头,另一只手托着婴幼儿的臀部和腰。这一方法常用于把婴幼儿从床上抱起和放下。

(2) 腕抱法。即把婴幼儿的头放在一侧臂弯里,肘部护着婴幼儿的头,手护婴幼儿背和腰部,另一侧小臂从婴幼儿的腿下穿过托住婴幼儿的腿部,手托着婴幼儿的臀部和腰部。这一方法是日常抱婴幼儿的常用姿势。

(3) 袋鼠抱。让婴幼儿的背部贴在胸前,一只手托住婴幼儿的臀部,另一只手护住婴幼儿的胸部和头颈部,如图4-24所示。袋鼠抱可以让婴幼儿尽览四周景象,促进婴幼儿感知觉发育,但不适用于新生儿。

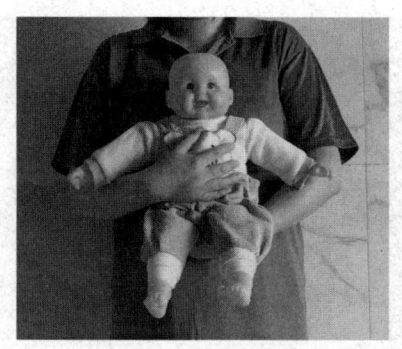

图 4-24 袋鼠抱

2. 操作步骤

（1）抱起婴幼儿

1）一只手轻轻从婴幼儿腋下（肩部）穿过，斜插至婴幼儿的颈后，手臂护住婴幼儿的背部，手腕支撑婴幼儿的颈部，手托住婴幼儿的头部，以托起婴幼儿的上身和头。

2）另一只手由婴幼儿的腿下穿过，斜插至婴幼儿的背部，手臂托住婴幼儿的腿和臀部，手托住婴幼儿的腰、背，以托起下半身。

3）双手同时轻轻发力，轻柔、平稳地把婴幼儿抱起，侧卧在怀里，母婴护理员和婴幼儿脸与脸相对、目与目相视。

对于能较好地控制自己头部的幼儿，抱起时可以把双手放在幼儿的腋下将幼儿抱起来，然后用一只手臂托住幼儿的臀部，另一只手扶住幼儿的腰和背部，使婴幼儿直立式贴在胸前、头靠在肩上。此时手虽可以不必时刻扶住幼儿的头，但也要随时准备扶头，因幼儿喜欢打挺，如不能及时提供防护，猛烈后仰可能会伤及幼儿颈椎。

（2）抱住婴幼儿。婴幼儿被抱起后，一般是顺势将婴幼儿托在胳膊臂弯处以抱住婴幼儿。

1）横抱，如图 4-25 所示。这种姿势既可以抱住婴幼儿，又便于与婴幼儿说话和哄逗婴幼儿。

① 一只手臂（抱起时支托头部的手臂）将婴幼儿的头部枕在肘弯上沿，略高于身体，前臂和手腕护住婴幼儿的背和腰。

② 另一只手臂托住婴幼儿的腿和臀部，双手共同作用托住婴幼儿的背部、腰部、臀部和腿部。

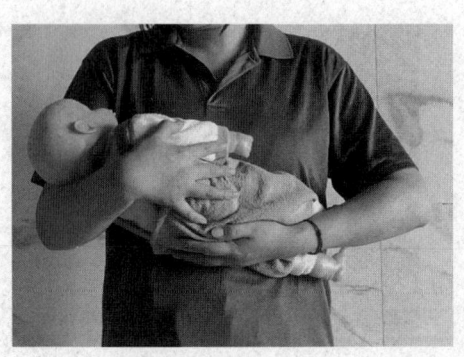

图4-25 横抱婴幼儿

2）竖抱，如图4-26所示。竖抱也称直立抱，适用于抱较大（6个月以上）婴幼儿，仅可短时间用于6个月以内的婴儿。

① 一只手的手腕部放在婴幼儿的臀部，手臂护住婴幼儿一侧身体，手护住对侧腿部。

② 另一只手臂护住婴幼儿腰和后背，手腕置于婴幼儿的肩颈部，手扶住婴幼儿的头，使婴幼儿俯贴在胸前。

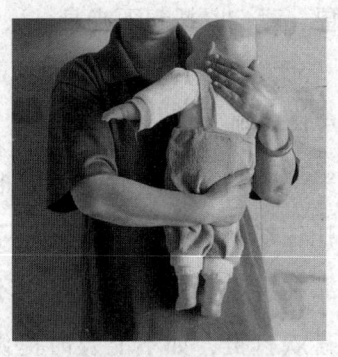

图4-26 竖抱婴幼儿

（3）放下婴幼儿。放下婴幼儿的方法与抱起婴幼儿的方法基本一样，操作时身体要保持平衡、站稳，动作要轻柔、平稳。

3. 注意事项

（1）抱起、放下婴幼儿动作要轻柔、平稳，且注意力要高度集中，避免婴幼儿受到伤害。

（2）不要久抱，尤其是新生儿。久抱违背了婴幼儿生长发育的自然规律，会对其身心发展造成不利影响。

（3）6个月以内婴儿不要竖抱。婴儿的头占全身长的四分之一，竖抱时头的重量全部压在脊柱上,而婴儿颈脊没有发育完全,颈部肌肉无力,长时间竖抱小婴儿会对其脊柱造成损伤。

(4)要抱稳。6个月以后的婴幼儿腰部肌肉发育成熟,力气也有所增长,容易打挺,如果警惕性不足,没有抱稳,婴幼儿很有可能会从怀里脱出,导致摔伤;或未能及时托护住婴幼儿的头部,导致颈椎受伤。

(5)抱着婴幼儿做游戏时,要注意婴幼儿背后的家具、桌角、柜角、墙角等,防止婴幼儿后仰时头部受到冲撞。

(6)禁止抱着婴幼儿从高处向下看景色,尤其不能抱着婴幼儿站在窗前并打开窗子向下看,以免婴幼儿突然发力从怀中窜出去。

二、牵领婴幼儿

1. 牵领方法

当婴幼儿长到要开始学着自己走路、上楼梯、上台阶或过马路时,为避免摔倒,需时刻被人牵领。牵领婴幼儿时,要注意攥住婴幼儿的全手掌,而不是几个手指头,或抓住婴幼儿的手臂,而不是手腕,如图4-27所示。行走时要顺应婴幼儿的步幅和速度,而不是让婴幼儿紧跟成人的步伐。

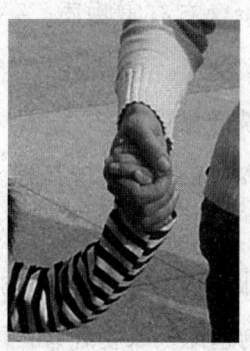

图4-27 牵领婴幼儿

2. 注意事项

(1)牵领婴幼儿上下电梯时最好将婴幼儿抱起,防止电梯门或缝隙夹住婴幼儿,更要禁止将婴幼儿一人留在电梯里。

(2)领婴幼儿行走或上、下楼梯时不能过分牵拉婴幼儿的胳膊或突然间使劲拽婴幼儿的胳膊,避免造成关节脱臼。

(3)过马路时必须牢牢牵着婴幼儿的手,严格按照交通信号灯指示行走,千万不能抢行、任由婴幼儿自己跑动或边走路边看手机，2岁以内的婴幼儿要抱着过马路。行走在路上要让婴幼儿靠里行走，远离车行道。

（4）推婴儿车过马路时，标准型推车应该从侧边牵拉，不宜前推或后拉；轻便型伞车可收起伞车、挂在臂弯，用另一只手抱起婴幼儿过马路。无论在哪里，都应该避免让婴幼儿推车。

学习单元8　婴幼儿衣物清洗

婴幼儿的皮肤非常娇嫩，任何刺激性物质都可能对婴幼儿造成伤害。因此，清洗婴幼儿衣物要加倍用心，无论是内衣内裤，还是吃饭用的小围嘴、外套等，直接接触婴幼儿皮肤的物品都必须认真清洗干净，不残留清洗剂，且清洗剂必须使用婴幼儿专用产品。

一、婴幼儿衣物清洗常识

（1）新购买的衣服或多或少含有有害物质，一定要清洗、晒干后方可让婴幼儿穿着。

（2）婴幼儿的衣物单独手洗效果更好。

（3）婴幼儿的衣物要单独清洗，不要与其他人的衣物混洗，防止造成交叉感染。

（4）婴幼儿换下来的脏衣服要及时清洗。婴幼儿的衣物多为棉质布料，若不及时清洗，存放时间越长，污物越深入衣物纤维，增大清洗难度。

（5）注意清洗顺序，应先洗内衣，再洗外衣。第一遍洗干净后，再用清水反复漂洗2～3遍，直到水清无清洗剂泡沫为止。

（6）选择适合的洗涤用品

1）洗衣粉。洗衣粉几乎都含有荧光剂、增白剂，而且很少有无磷配方，不适合清洗婴幼儿衣物使用。

2）洗衣液。要选择无磷配方的、婴儿专用洗衣液；成人洗衣液pH值多偏碱性，而婴儿专用洗衣液多采用植物成分，温和的同时更为安全。另外，洗衣液的溶解度较高，漂洗起来也比较彻底，一般不会有残留，尤其适合机洗。

3）洗衣皂。洗衣皂的主要成分是油脂，成分比较天然，漂洗也比较彻底，适合手洗。

二、婴幼儿衣物清洗方法

婴幼儿衣物清洗方法与新生儿衣物清洗方法基本一致，请参考学习"职业模块3""培训课程2""学习单元3"新生儿衣物清洗"内容。

学习单元9　餐饮器具清洗消毒

婴幼儿正处于生理机能发育、完善阶段，抵抗力较弱，容易被细菌、病毒侵害。婴幼儿常见的消化道疾病，如腹痛、腹泻、恶心、呕吐、反酸等，多是由于饮食不卫生、饮食不规律及餐饮器具不干净所致。为保证婴幼儿健康成长，使用的餐饮器具必须保证安全、卫生、无毒，严防病从口入。

婴幼儿常用餐饮器具有奶瓶、奶嘴、水杯、碗筷、勺子、叉子等，这些餐饮器具使用后，如不及时清洗、消毒，极易滋生病菌。而每次清洗餐饮器具并不能将细菌、病毒清洗干净，更不能杀灭细菌和病毒，因此必须进行规范的消毒灭菌处理。

婴幼儿餐饮器具不可能每次使用后都消毒，但每次使用后一定要清洗干净，并存放于密封、干燥空间。一般餐饮器具在使用两次后，彻底清洁并消毒一次即可基本保证卫生安全。

一、餐饮器具清洗

1. 少用清洗剂

清洗餐饮器具时，尽量不要使用清洗剂，以免冲洗不干净让婴儿吃进体内。但用凉水清洗很难清洗干净，这时可以用开水配合奶瓶刷、海绵布等，就能轻松将餐饮器具刷干净了。如果使用清洗剂也要使用婴幼儿餐饮器具专用清洗剂，这类清洗剂中的天然椰油等去污成分比较温和，不会对婴幼儿造成刺激和伤害。使用清洗剂清洗后的餐饮器具一定要用凉水冲洗干净,再用开水烫过,从而清除残留清洗剂。

2. 凝固的污渍先泡再洗

喝完奶的奶瓶、吃过辅食的餐具,如果没有及时刷干净,污渍就会凝固在餐饮器具上,变得不容易刷掉,这时千万不要用钢丝球等坚硬的清洁工具刷洗。婴幼儿的餐具多是塑料材质的,钢丝球会在餐具表面形成细微的划痕,而这些划痕中容易藏有食物残渣,滋生细菌。正确的做法是倒上水浸泡几分钟后再刷洗,就能将污渍轻松刷掉。

3. 倒扣收储餐饮器具

餐饮器具清洗干净后,要倒扣着沥干水分,可以将洗净的奶瓶和餐具倒扣在沥水篮或沥水架上(见图4-28),但一定不能用抹布擦拭已经清洗干净的餐饮器具,避免二次污染。沥干水分的餐饮器具应存储于密封、干燥容器中备用。

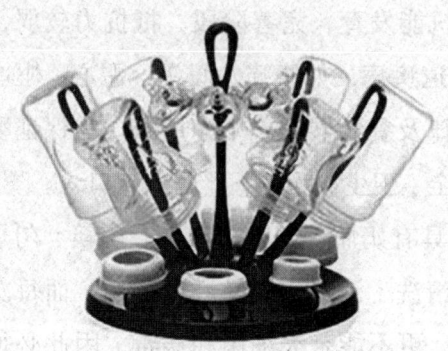

图4-28 沥水架

4. 清洁工具要专用

奶瓶刷、海绵布、吸管刷等清洗工具应该单独使用和储存,不要与其他用途的清洁工具混合使用。婴幼儿的餐饮器具应单独清洗,如果为了环保、节约,也要在清洗干净婴幼儿的餐饮器具后再清洗其他人员的。

5. 选用合适的清洗工具

婴幼儿的餐饮器具多为塑料材质、硅胶材质或玻璃材质制成,不合适的清洁工具容易造成餐饮器具损伤,比如使用钢丝球就会在餐饮器具表面形成细微的划痕,而这些划痕中容易藏有食物残渣,滋生细菌。因此,需要选择适合的清洁工具清洁婴幼儿餐饮器具。玻璃餐饮器具硬度相对较高、耐磨,可以使用尼龙清洁球来清洗;塑料、硅胶材质的餐饮器具质地较软,很容易被刮花,要选用海绵来清洗。

二、餐饮器具消毒

婴幼儿餐饮器具消毒，建议采取煮沸消毒、蒸汽消毒、紫外线消毒等方法。

1. 煮沸消毒

餐饮器具清洗干净后，将拆解后的各部件放入干净无油污的不锈钢锅中，加水没过待消毒部件，加热、煮沸。

玻璃奶瓶要与冷水一起放入锅中；水烧开煮沸5～10分钟后，再放入塑胶奶瓶及奶嘴、瓶盖等塑胶制品，再煮3～5分钟即可。煮沸消毒后用奶瓶夹（见图4-29）或筷子把餐具或奶瓶夹出来，放在干净的沥水篮或沥水架上，冷却、沥干水分，存储于密封、干燥容器内备用。

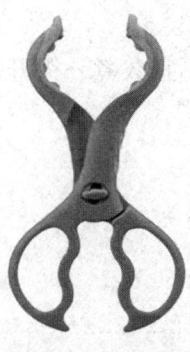

图4-29 奶瓶夹

2. 蒸汽消毒

（1）蒸汽柜（箱）消毒。将清洗干净的餐饮器具放置于蒸汽柜（箱）中，使温度上升到100℃，保持此温度持续消毒5～10分钟即可。

（2）蒸锅消毒。将蒸锅清洗干净，确保蒸锅没有油污，放入清水200毫升左右，水面上放入蒸屉；将清洗干净的餐饮器具放置于蒸屉上，锅上灶、大火煮沸后，持续蒸汽消毒10分钟即可。

3. 紫外线消毒

市面上有许多款式的婴幼儿餐饮器具紫外线消毒箱，如图4-30所示，不但可以消毒餐饮器具，还可以消毒部分小型玩具。紫外线消毒箱多为消毒、烘干一体机，使用非常方便，还可以作为收纳箱使用，婴幼儿的餐饮器具消毒后可以直接存放于消毒箱里，随用随取即可。

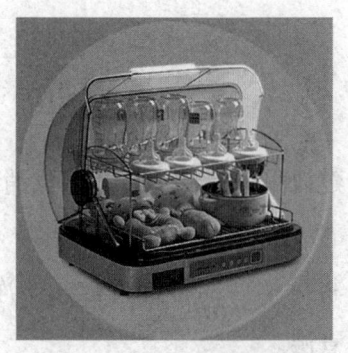

图 4-30 紫外线消毒箱

三、注意事项

（1）消毒后的餐饮器具，要待锅内温度下降后，再用消毒过的专用夹子取出器皿，防止烫伤。

（2）塑料奶瓶、奶嘴或餐具不宜久煮，锅开后煮 3~5 分钟即可，时间过长容易变形、变质。

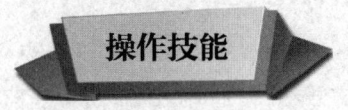

操作技能

清洗餐饮器具

一、操作准备

清洗盆、百洁布、专用清洗剂、需要清洁的餐饮器具等。

二、操作步骤

步骤1：盆中放清洗剂，加水调匀，水位要能够漫过餐饮器具。如果是冬天可适当加些热水，更容易清洁。

步骤2：将餐饮器具内的食物残渣倒入垃圾筐内，将餐饮器具浸泡5分钟左右开始清洗。

步骤3：使用百洁布取清洗剂将餐饮器具内外清洗干净。

步骤4：餐饮器具用流动的清水冲洗，直至没有清洗剂为止。

步骤5：将清洗干净的餐饮器具码放在盆内，用开水烫10分钟左右，从而达到进一步清洁、消毒、去除清洗剂的目的。

步骤6：倒掉开水将餐饮器具自然晾凉、控干。

步骤7：码放餐饮器具时要遵循从大到小，自下而上的原则，最底下放大件的盆或盘子，然后自下而上码放碗筷等小物件。

步骤8：将水槽、抹布清洗干净，晾干。

三、注意事项

1. 清洗餐饮器具时要先洗不带油的、后洗油腻的；先洗小件、后洗大件；先洗碗筷、后洗锅盆。

2. 餐饮器具清洁干净后要让其自然晾干，不要用抹布擦拭，以免二次污染。

学习单元10　玩具用品清洗消毒

婴幼儿每天都会与玩具打交道，每天醒来时有近一半的时间都在玩各式各样的玩具，玩的同时还时常用嘴咬着。而玩耍的过程中，玩具会掉落在任何地方，这就导致玩具会携带大量细菌、病毒。如玩具不经常进行清洗、消毒，就很容易影响婴幼儿的健康成长。

清洗和消毒玩具很多时候只是简单清洗一下，或把玩具放在阳光下晒一晒。这样只能够解决部分问题，为保证婴幼儿健康，必须依据玩具类型、材质进行专业清洗、消毒。

一、常见玩具的清洗、消毒方法

1. 塑料玩具

（1）不带电池的塑料玩具。不带电池的塑料玩具可以使用热水和清洗剂浸泡清洗，并使用合适的清洁用具，如清洁棉、百洁布、钢丝球等内外擦拭玩具；清洗、擦拭干净后，再用流动的清水冲洗干净，保证玩具内外无清洗剂残留；冲洗干净后用镂空的容器盛好，放在通风干燥处晾干或放在阳光下晒干。

（2）带电池的塑料玩具。带电池的塑料玩具可以先拆下电池，用干净的抹布沾 75% 酒精擦拭，然后再用干净的毛巾沾清水擦洗几遍。对于无法拆下电池的玩具，要注意不要让水或酒精沾到电池部位，以防漏电。清洗干净后，放置于通风干燥处晾干或放在阳光下晒干。

2. 毛绒玩具

毛绒玩具最容易藏污纳垢，清洁起来比较费时费力，但是大部分毛绒玩具可以使用洗衣机清洗。在清洗之前，需要仔细查阅毛绒玩具的清洗说明，明确清洗注意事项。毛绒玩具也可以用温水浸泡，然后用肥皂手工搓洗，再用清水漂洗 3 次左右，最后放在阳光下晒干即可。

毛绒玩具清洗干净后，也可以加入一定比例的消毒液进行浸泡消毒，消毒后要用清水反复漂洗 3 次左右，保证玩具不再残留消毒液。清洗消毒后，沥干水分放在阳光下晒干，待刺激气味挥发后再让婴幼儿把玩。

3. 布艺玩具

多数布艺玩具可以使用洗衣机清洗。清洗前，可以先用 40 ℃左右的温水加入婴儿专用洗衣液浸泡 15 分钟左右，然后把玩具连同洗衣液一起放入洗衣机清洗。清洗干净后，可以放入专用消毒剂消毒。然后将玩具置于通风干燥处晾干，或置于阳光下晒干。

需要注意的是，清洗消毒前要详细阅读清洗说明。如果布艺玩具的局部污渍较为严重，直接投入洗衣机可能难以清洗干净，可以将玩具放入清洗剂溶液中浸泡 20 分钟左右，然后用毛刷或牙刷蘸清洗剂将污渍处刷洗干净，再放入洗衣机中清洗。

4. 电子玩具

电子玩具一般均不能水洗，可以用干净卫生的抹布沾 75% 酒精擦拭。玩具缝隙处可以用牙刷沾 75% 酒精重点清洁消毒。如果可以，最好把玩具拆解开进行里外清洁消毒，但如不能保证完好恢复玩具，就不要勉强拆解，以免造成不必要的经济损失。

5. 木质玩具

木质玩具一般不能水洗，更不能直接用水或消毒液浸泡。如果表面污渍较多，可以用干净毛巾沾白醋水擦拭，放在通风处晾干，但不宜放在阳光下暴晒。表面擦拭干净的木质玩具，可以放到紫外线消毒柜（箱）里，使用紫外线杀毒杀菌。

6. 沐浴玩具

沐浴玩具每次使用过后都要彻底清洗干净，挤干净玩具内部的水分，挂在通风干燥处晾干，或放在阳光下晒干。沐浴玩具内部容易滋生细菌，最好使用2~3个月就换新。另外，沐浴玩具每周至少彻底消毒一次。由于沐浴玩具多为塑胶制品，可采取煮沸消毒、酒精或过氧乙酸溶液擦拭（浸泡）、蒸汽消毒等方法。

7. 金属玩具

婴幼儿的金属玩具一般不易生锈，可以先清洗干净、控干水分，然后采用阳光晒、开水烫、75%酒精消毒、紫外线照射等消毒方法。容易生锈的金属玩具，可以用干净的抹布将灰尘、污渍擦拭干净后，置于阳光下晾晒或用紫外线照射杀菌。

其他婴幼儿用过的玩具或把玩时间过久的玩具，可以使用一定比例的消毒液浸泡30分钟左右，再行擦拭清洁，并用流动的清水冲洗干净，放置于镂空的容器里，在通风干燥处晾干或放在阳光下晒干，待刺激气味完全消失后方可让婴幼儿把玩。

二、注意事项

（1）清洗玩具时一定要将污物彻底清除干净，避免累积，导致最后难以清除。

（2）能够放在太阳下晒干的玩具，尽量放在阳光下晒干，可基本达到消毒的目的。

（3）电子玩具如果长时间不用要将电池取出。

（4）若玩具有说明书，清洗、消毒前应仔细阅读。

学习单元11　婴幼儿远行物品准备

婴幼儿远行，既要考虑吃喝拉撒睡，又要考虑出行安全防护和行动便利。提前做好物资准备是携婴幼儿远行的必要环节，不仅要准备婴幼儿的食物、饮品等，还要准备玩具、绘本、收纳袋、清洁用品等。

一、行动便利化物品

1. 婴幼儿推车

一款轻便且易于操控的婴幼儿推车是"带娃出行"的必备之物,可以让婴幼儿舒适地坐着、躺着,同时也方便母亲、母婴护理员出行和活动。婴幼儿推车应选择方便收放、高度和角度可调节的款式,以适应不同年龄和需求的婴幼儿。

2. 婴幼儿背带(腰凳)

携婴幼儿出行,当婴幼儿需要安抚时,婴幼儿背带或腰凳是非常实用的选择,可以帮助母婴护理员将婴幼儿贴近自己,方便在外出时照顾婴幼儿。

3. 安全座椅

婴幼儿乘车时,应使用专门的安全座椅。选择适合婴幼儿年龄和体型的安全座椅,并正确安装,以确保在紧急情况下能有效保护婴幼儿的安全。避免使用过大的安全座椅,以免婴幼儿被安全带缠住或因座椅太松而无法起到保护作用。

二、应急物品

出远门时,准备一个小型急救药箱很有必要。急救药箱必备物品包括:碘伏消毒液、医用碘伏消毒棉签、酒精棉片、消毒棉签、免洗消毒液、双氧水、生理盐水、伤口清洗剂、创可贴、黏性胶带、无菌纱布、三角绷带、弹力绷带、冰袋、剪刀、镊子、乳胶手套、小夹板、保温毯、感冒药、退烧药等,能够有效应对突发情况,保护婴幼儿的健康。

三、生活便利化物品

1. 饮食及器物

奶粉、奶瓶、奶嘴、奶瓶套、一次性奶粉袋、便携式奶瓶刷、小食品(小饼干、小面包)、辅食碗、勺子、叉子、杯子、围嘴和肩垫等。

2. 衣物准备

尿布、尿不湿、衣服、袜子、替换鞋、小毯子、小被子、小枕头、卫生纸等。

3. 盥洗物品

盥洗盆、毛巾、牙刷、牙膏、洗发液、沐浴液、婴儿皂、护肤霜、护臀霜、婴儿湿巾和纸巾等,洗漱分装瓶、清洗剂分装瓶等。

4. 防晒用品

户外活动时，婴幼儿的皮肤容易受到紫外线的伤害，因此防晒用品也是必备的。选择一款专为婴幼儿设计的防晒衣，能够有效保护婴幼儿的皮肤免受紫外线伤害；一顶防晒帽、一副婴幼儿太阳镜也可以有效保护婴幼儿的皮肤和眼睛，让婴幼儿在户外活动时更加安全和舒适。

5. 睡眠工具

（1）便携式睡觉篮子：游玩疲劳时，可以为婴儿提供一个舒适的睡眠环境。

（2）折叠床：一款轻便且易于折叠的婴儿床，可以为婴幼儿提供一个安全、舒适的睡眠环境。折叠床可以方便地放在酒店房间、亲友家中或露营场所，供婴幼儿休息时使用。

6. 娱乐用品

在长途旅行或外出等待时，娱乐用品可以帮助婴幼儿打发时间，保持愉快的心情。可以携带一些儿童图书、玩具、绘本等，让婴幼儿在外出时也能有足够的娱乐和学习。

7. 辅助用品

水果刀、指甲刀、小剪子、收纳袋等。

四、出行物资准备注意事项

在准备出行物品时，需结合婴幼儿的年龄、出行目的、出行方式、出行时间长短、出行季节等的具体需求来选择合适的物品，并确保所有物品都便于携带和使用。

学习单元12　陪伴婴幼儿户外活动

婴幼儿需要经常接触自然环境，适度的户外活动有利于婴幼儿健康，促进婴幼儿茁壮成长。户外活动时，婴幼儿可以接触到各种人和事物，增加对视觉、听觉的刺激，增强婴幼儿对外界环境变化的适应能力，增强体质，提高抵抗疾病的能力。活动过程中可以结识同龄婴幼儿，提升社会交往能力，促进婴幼儿身心健康发展。

坚持户外活动对婴幼儿是一种有益的锻炼,当环境气温变化较大时,经常到户外活动、锻炼的婴幼儿则不易生病。但不当的户外活动方式,也会影响婴幼儿的健康;一般情况下,新生儿不宜到户外活动,可在家里适度打开窗户,让新鲜的空气吹进室内,但不能让风直接吹到新生儿。婴儿阶段可以到室外活动,但要先让婴儿适应外面的空气,同样可先在室内打开窗户,让婴儿呼吸一下新鲜空气,待婴儿适应后即可到户外活动。

一、婴幼儿户外活动方法

(1)户外活动的次数和时间应当由少至多,循序渐进。开始时可以每天一次,适应后可以增加至每天2~3次;每次户外活动时间可由几分钟、十几分钟开始,以后可增加到每次户外玩耍1个小时左右。进行户外活动的时间应根据季节变化、气温、婴儿适应的情况作相应调整。如在夏季,可在上午10点前、下午4点后在户外阴凉处玩耍;冬季可在上午9点后、下午3点前开展户外活动,且户外活动时间应相对短些,不宜超过1个小时。

(2)户外活动前,首先要穿着柔软、舒适、暖和的衣服,适合的鞋帽;选择适宜的活动环境,不要在空气污浊、地面高低不平、有水及各种障碍物的地方活动;选择适宜的户外活动时间,春、夏、秋、冬四季气候不同,室外温度差异较大;应顺应季节选择适宜的时间段开展户外活动,不宜过早或过晚。另外,活动前要指导婴幼儿先热身,一般以简单的徒手操、慢跑等四肢运动为宜。

(3)无论什么季节开展户外活动,都要指导婴幼儿使用鼻子呼吸,鼻子呼吸不仅可以过滤掉一些细菌,还可以避免灰尘侵害呼吸道;冬季使用鼻子呼吸还可提升空气温度,避免吸入过多冷空气。

(4)要依据婴幼儿年龄特点和健康状况选择适合婴幼儿的运动项目和动作难度,并指导婴幼儿开展运动锻炼。运动量要符合婴幼儿的实际,运动量过大、过小都不利于婴幼儿健康成长。

(5)开始运动锻炼时,不能立即脱掉外衣,避免婴幼儿着凉感冒,应根据婴幼儿的运动量、身体实际变化,待身体温度提升,婴幼儿感到微热时,再适度减衣服。运动过程中要避免大汗淋漓。

(6)运动锻炼后,要指导婴幼儿调整呼吸、放松肌肉,避免突然停止运动导致肌肉拉伤；待呼吸平稳后，再饮用温开水，避免脱水或呛水。运动后及时用干毛巾将婴幼儿身上的汗水擦干净，不宜用冷水洗脸或洗头，立即穿上衣服；待停止持续出汗后，用温水给婴幼儿洗脸或冲洗头发并及时保暖，注意预防感冒。

二、户外活动注意事项

户外活动安全第一，母婴护理员必须时刻关注婴幼儿的安全，为婴幼儿提供适时的安全保护，不让婴幼儿跑出视线所及区域。

（1）要远离马路、空气污浊场所、环境脏乱场所，尽量不到人员密集处活动。

（2）饭前和饭后30分钟内不激烈活动，以免影响婴幼儿肠胃功能或增加心脏负担。

（3）婴幼儿着装要以轻便、宽松、透气为主，少穿戴装饰物，选择平底运动鞋，不要穿着过厚、过硬的皮鞋，以防摔倒后引发二次伤害。

（4）秋冬户外运动时，避免过多、过厚的衣物妨碍婴幼儿活动，且需要适当涂抹润肤霜保护娇嫩的肌肤；夏季要防暑、防晒、防脱水；雾霾、雨雪、低温、高温天气尽量不外出或少外出活动。

（5）婴幼儿骨骼、肌肉、关节正处于发育阶段，较为脆弱；不适合开展负重、超重训练，如长跑、拔河、举重等运动。

（6）运动后不能立刻喝水或洗澡，更不能喝冰水或洗冷水澡，要待婴幼儿情绪平复、汗液自然干后再喝温水，使用温水洗脸、洗手或洗澡，避免冷刺激危害婴幼儿健康。